Krank sein

Alarm im Körper

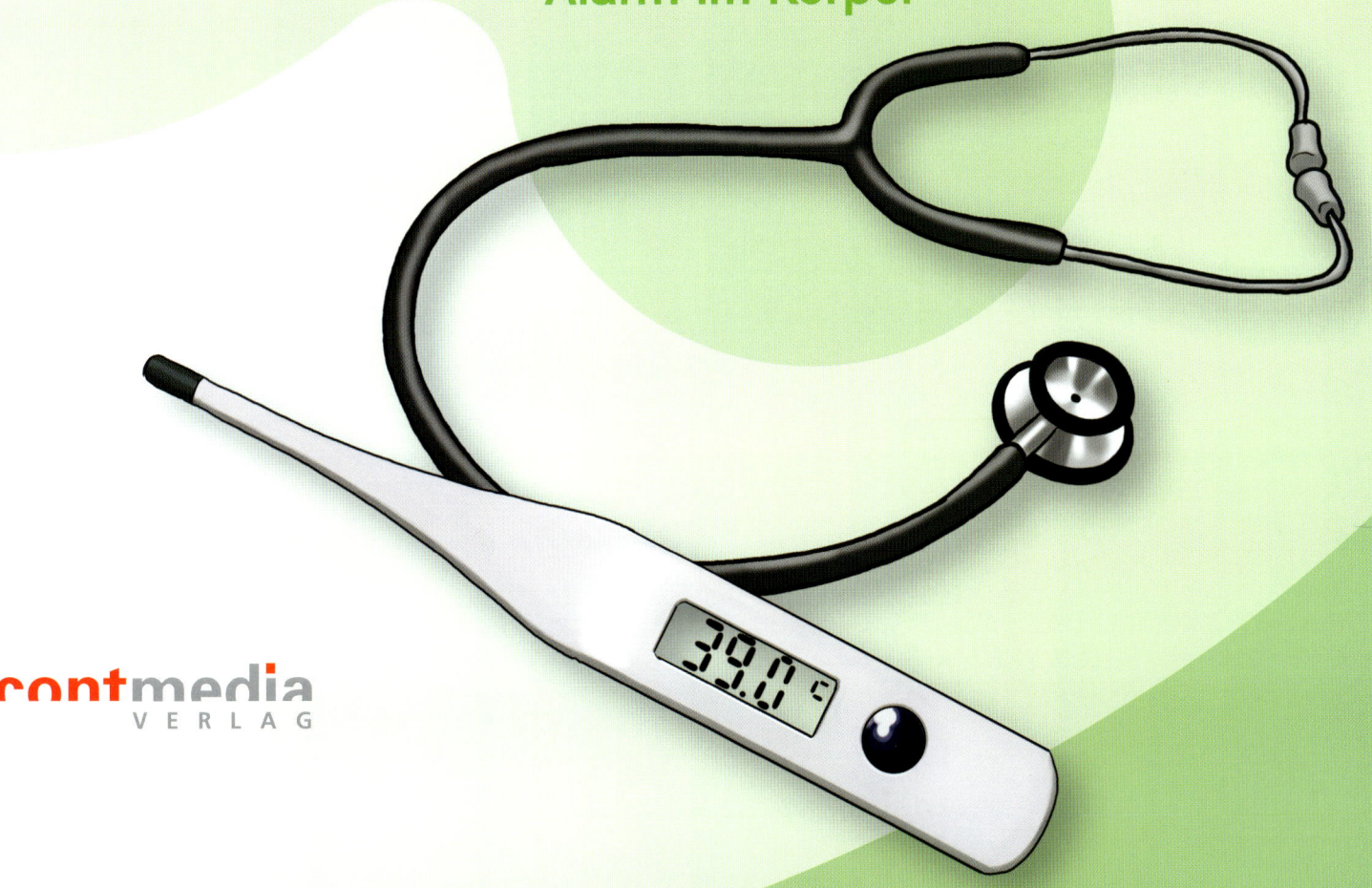

Inhalt

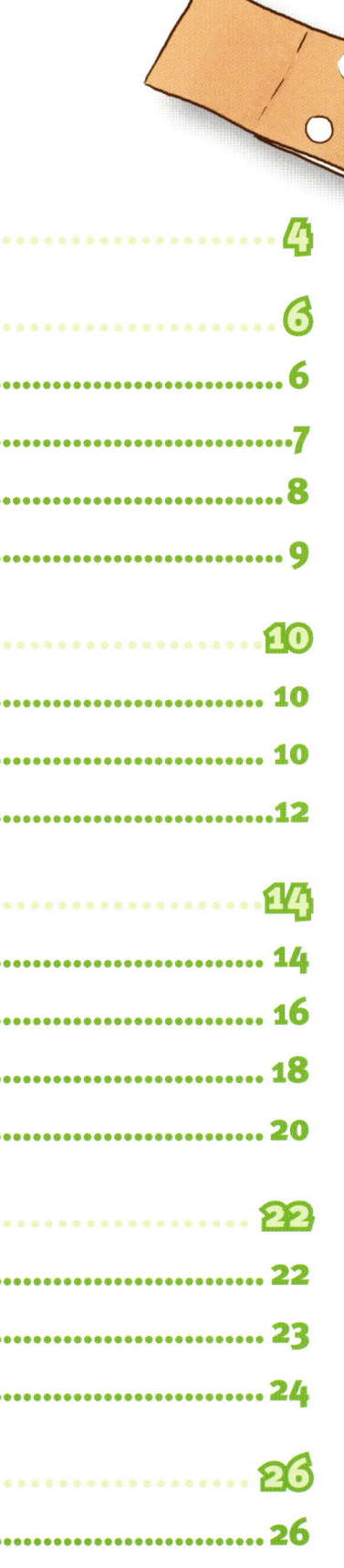

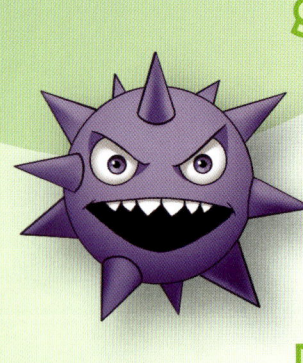

Einleitung 4

Schmerzen 6
- Eine gute Erfindung 6
- Verschiedene Schmerzen 7
- Wie wir vom Schmerz erfahren 8
- Was bei Schmerzen hilft 9

Fieber 10
- Was ist Fieber? 10
- Wie entsteht Fieber? 10
- Was bei Fieber hilft 12

Entzündungen und Infektionen 14
- Was ist eine Entzündung? 14
- Was bedeutet „Infektion"? 16
- Was sind Bakterien? 18
- Was sind Viren? 20

Schutz gegen Krankheiten 22
- Der Körper wehrt sich 22
- Wenn der Körper Hilfe braucht 23
- Wie funktioniert eine Impfung? 24

Kinderkrankheiten 26
- Mumps 26
- Kinderlähmung 27
- Masern 28
- Windpocken 29

Krank sein

Röteln	30
Scharlach	31

Krankheiten der Atemwege — 32
Erkältung	32
Grippe	33
Lungenentzündung	34
Heuschnupfen	35

Krankheiten in Magen und Darm — 36
Übelkeit und Erbrechen	36
Durchfall	36
Verstopfung	37

Vom Stolpern und Stürzen — 38
Verstauchung und Prellung	38
Knochenbruch	38

Wenn Kummer krank macht — 40
Traurigkeit	40
Angst	41

Karies — 42

Was ist Krebs? — 44

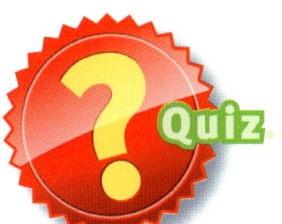 Quiz — 46

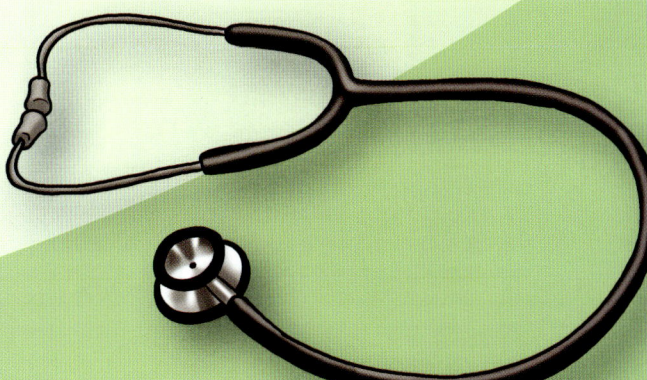

Einleitung

Krankheiten gehören zu unserem Leben. Bereits als Kleinkinder leiden wir immer wieder unter Fieber, Erbrechen, Bauchweh und anderen Schmerzen. Sie sind Anzeichen für unterschiedliche Krankheiten, die uns befallen können. Manchmal stecken wir uns sehr schnell mit einer Krankheit an.

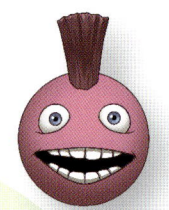

Wächter und Helfer des Körpers
- *Fresszelle*

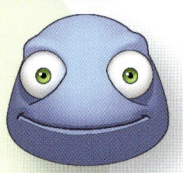

- *Weißes Blutkörperchen*

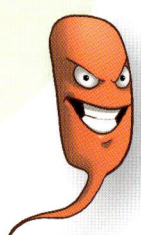

Angreifer
- *Bakterie*

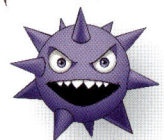

- *Virus*

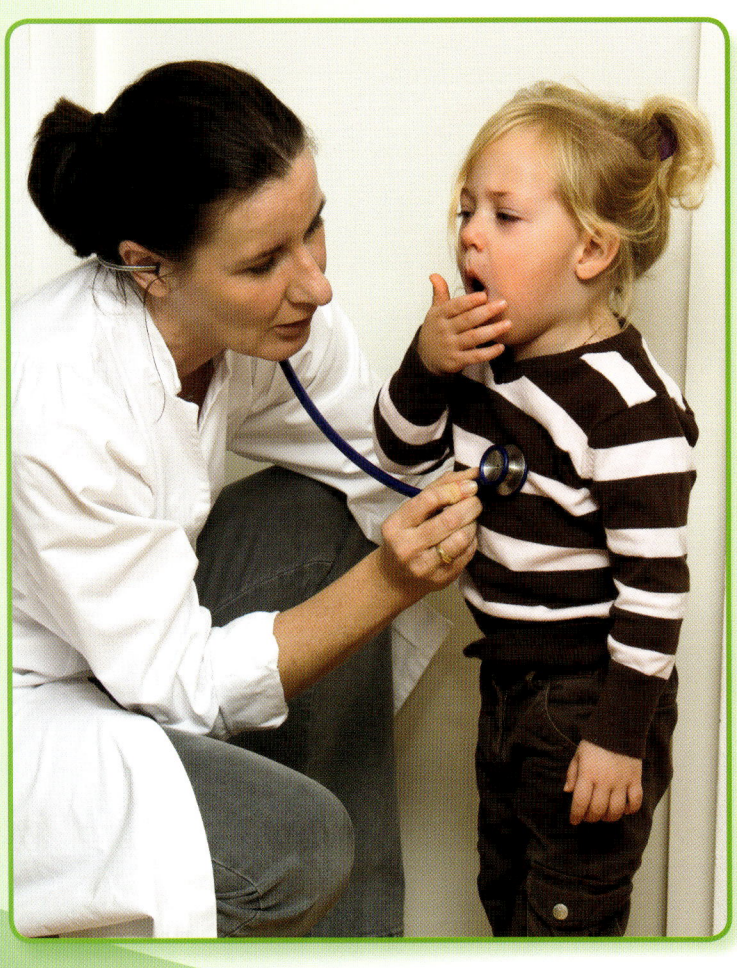

Unser Körper ist ein Profi in Selbstverteidigung. Er stellt seine Wächter und Helfer auf und bekämpft die schädlichen Krankheitskeime mit seinen selbstgebauten Waffen.

Manchmal müssen wir mit Medikamenten etwas nachhelfen oder durch Impfungen Vorsorge gegen Erkrankungen treffen. Aber gegen viele Krankheiten kommt unser Körper ohne Hilfe aus. Wichtig ist nur, dass wir ihm in dieser Zeit die Ruhe gönnen, die er benötigt, um seine Verteidigung zu stärken.

Krank sein

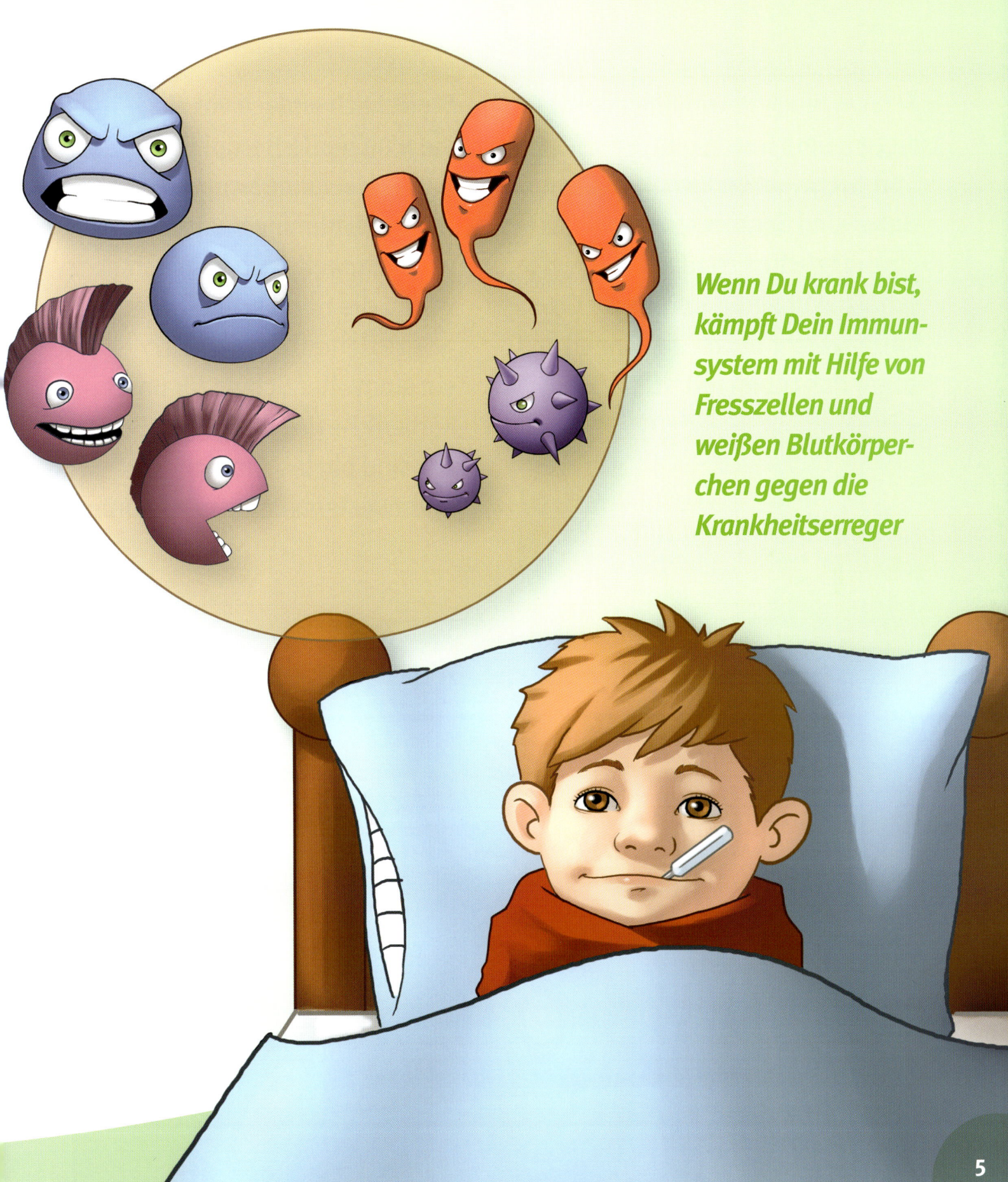

Wenn Du krank bist, kämpft Dein Immunsystem mit Hilfe von Fresszellen und weißen Blutkörperchen gegen die Krankheitserreger

Schmerzen

Eine gute Erfindung

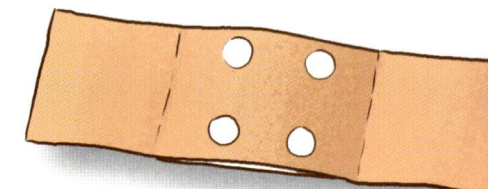

Schmerzen sind wirklich eine unangenehme Sache und jeder ist froh, wenn sie endlich nachlassen. Dabei sind Schmerzen eigentlich eine nützliche Erfindung. Sie schützen unseren Körper vor Gefahren. Mehr noch. Sie können uns sogar das Leben retten.

Stellt Euch einfach vor, ihr würdet auf eine heiße Herdplatte fassen und hättet keine Schmerzen. Ihr würdet schlimme Verbrennungen erleiden, weil Euch kein Schmerz warnt, die Hand schnell wieder wegzuziehen. Der Schmerz ist also ein sinnvoller Schutz für unser körperliches Wohlergehen. Schmerzen sind ein lebenswichtiges Alarmsystem für unseren Körper.

„Aua, die Platte ist heiß!"

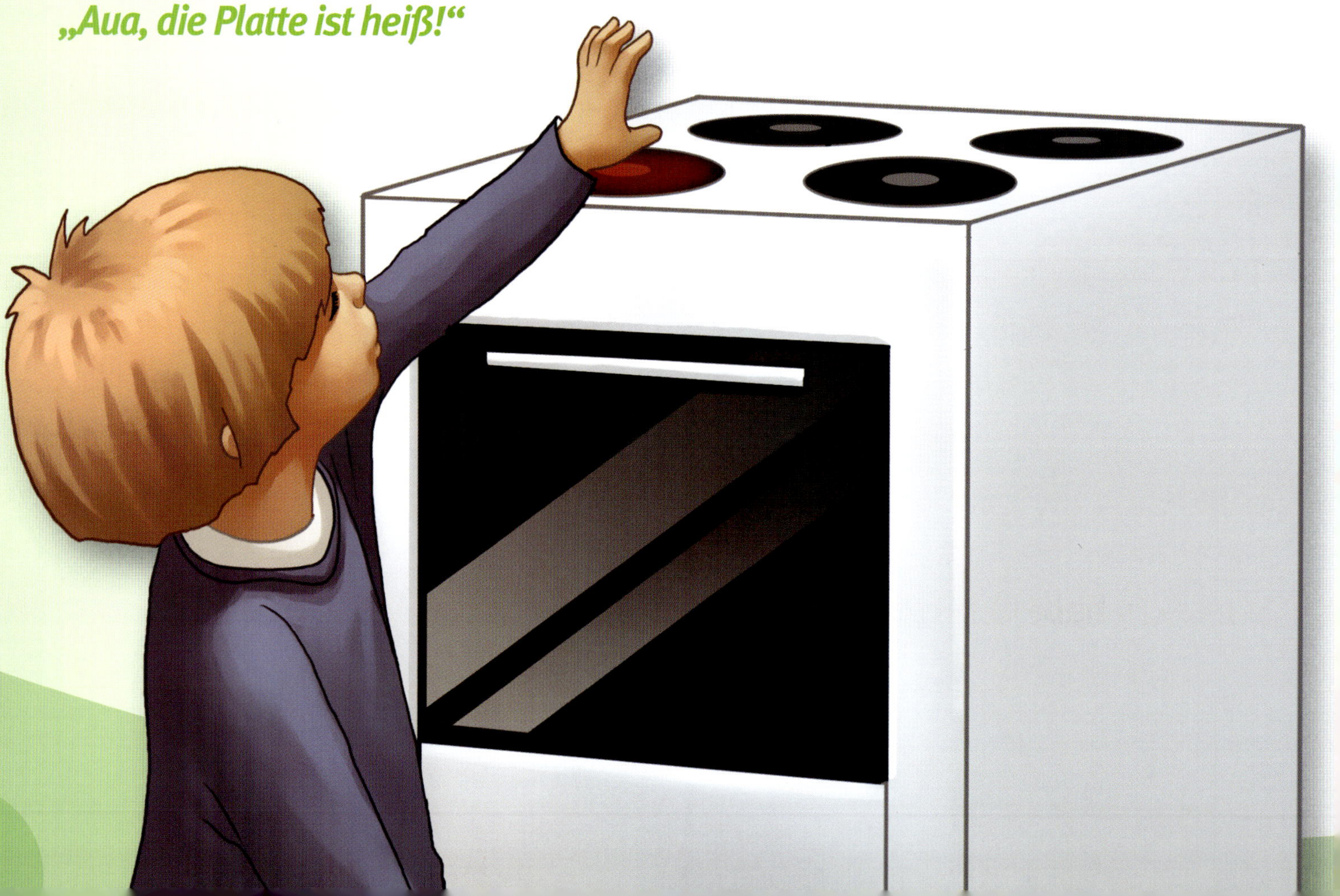

Krank sein

Verschiedene Schmerzen

Nicht alle Schmerzen fühlen sich gleich an. Manchmal tritt der Schmerz nur ganz kurz auf. Nach wenigen Minuten ist er verklungen und wir fühlen uns wieder gut. Ein kurzer Schmerz kann zum Beispiel durch einen Stoß verursacht werden.

Andere Schmerzen hingegen quälen uns länger und kommen vielleicht in regelmäßigen Abständen immer wieder. Diese Form des Schmerzes wird als „chronischer" Schmerz bezeichnet. Chronisch bedeutet „lange andauernd".

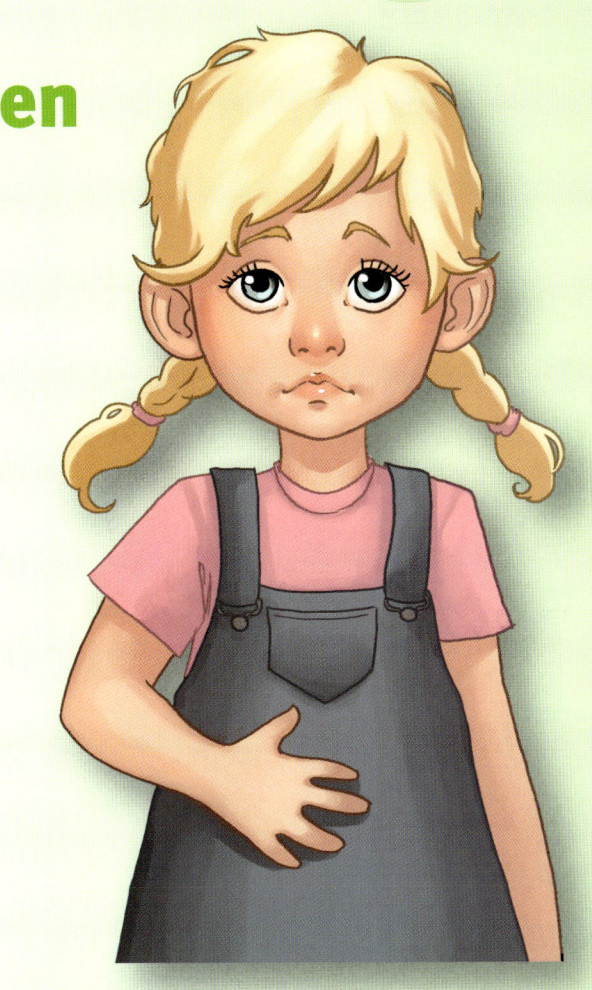

Manche Menschen leiden unter chronischen Kopfschmerzen. Diese werden auch als Migräne bezeichnet. Andere beklagen häufige und stundenlange Bauchschmerzen. Die können viele Ursachen haben. Vielleicht haben sie eine Blinddarmentzündung. Oder sie haben oft Kummer, der ihnen auf den Magen schlägt. Es ist also gar nicht so einfach, den Grund für einen chronischen Schmerz herauszufinden.

Schmerzen

Wie wir vom Schmerz erfahren

Wie wissen wir, dass uns etwas wehtut? Wie wird die Information „Wunde an der Fußsohle" weitergegeben, so dass wir die Wunde säubern und mit einem Pflaster schützen können?

Unser ganzer Körper ist von Nervenbahnen durchzogen. Die Nerven sind wie ein großes Straßennetz im Körper. Auf diesen Straßen, den Nervenfasern, ist ständig Hochverkehr. Botenstoffe transportieren sehr schnell tausende von Informationen über die Nerven zu den einzelnen Stellen im Körper. Und sie übermitteln dem Gehirn, wo und wenn im Körper ein Schmerz auftaucht.

Das Gehirn ist die Schaltzentrale des Körpers. Es sendet wichtige Signale aus, wenn der Körper geschützt

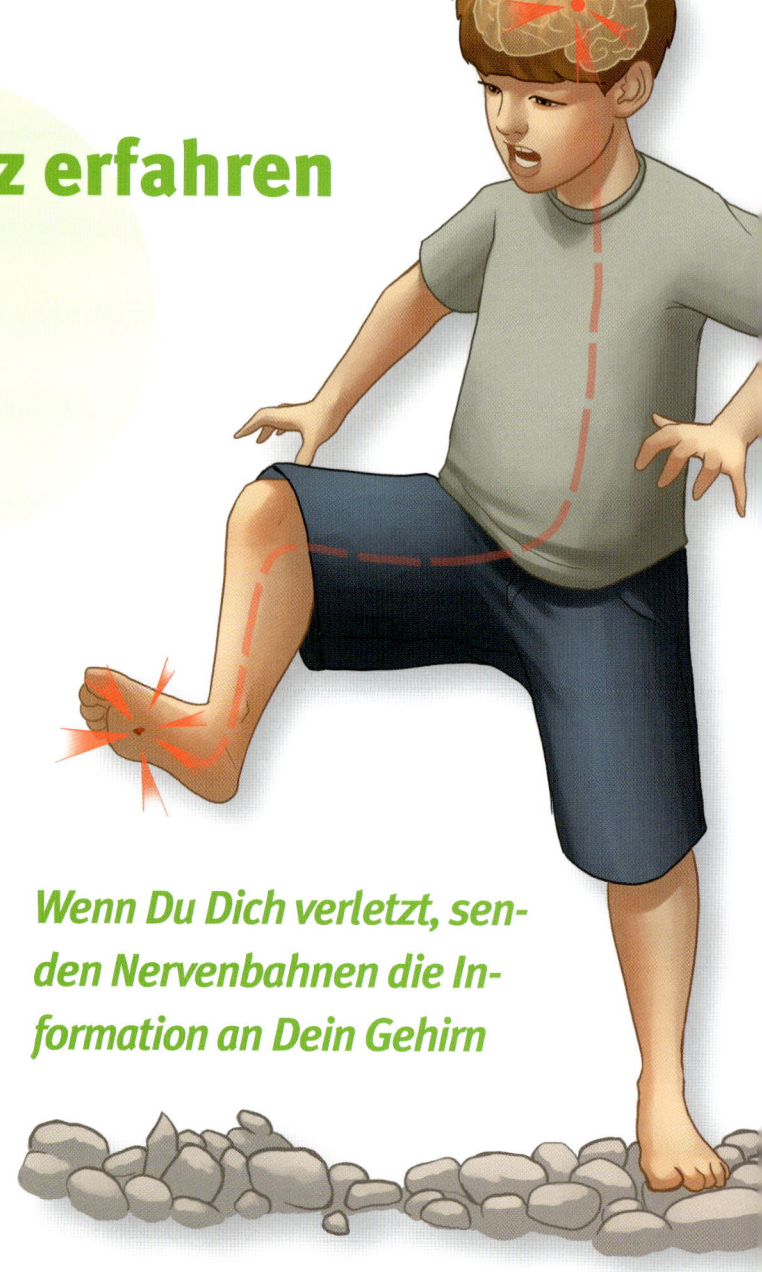

Wenn Du Dich verletzt, senden Nervenbahnen die Information an Dein Gehirn

werden muss. Es sorgt dafür, dass wir reflexartig die Hand zurückziehen, wenn wir auf eine heiße Herdplatte fassen. Reflexartig bedeutet, wir handeln, ohne darüber nachdenken zu müssen. Die Meldung des Gehirns schützt uns folglich vor schlimmeren Verletzungen.

Krank sein

Was bei Schmerzen hilft

Jeder Schmerz ist anders. Manche Schmerzen vergehen innerhalb weniger Minuten. Bei einer leichten Schürfwunde reichen ein Pflaster und einige tröstende Worte und der Schmerz ist bald vergessen.

Wenn wir uns den Magen verdorben haben und uns Bauchweh quält, helfen Bettruhe und eine warme Wärmeflasche. Wir müssen etwas mehr Geduld mitbringen, bis der Schmerz endlich nachlässt.

Schmerzen können allerdings auch sehr stark sein und nicht von selbst weggehen. Sich ausruhen und viel Schlaf alleine helfen in diesem Fall nicht. Um den Schmerz zu bekämpfen, braucht der Körper dann Unterstützung durch Medikamente. Welche Medikamente helfen, müssen wir von einem Arzt klären lassen.

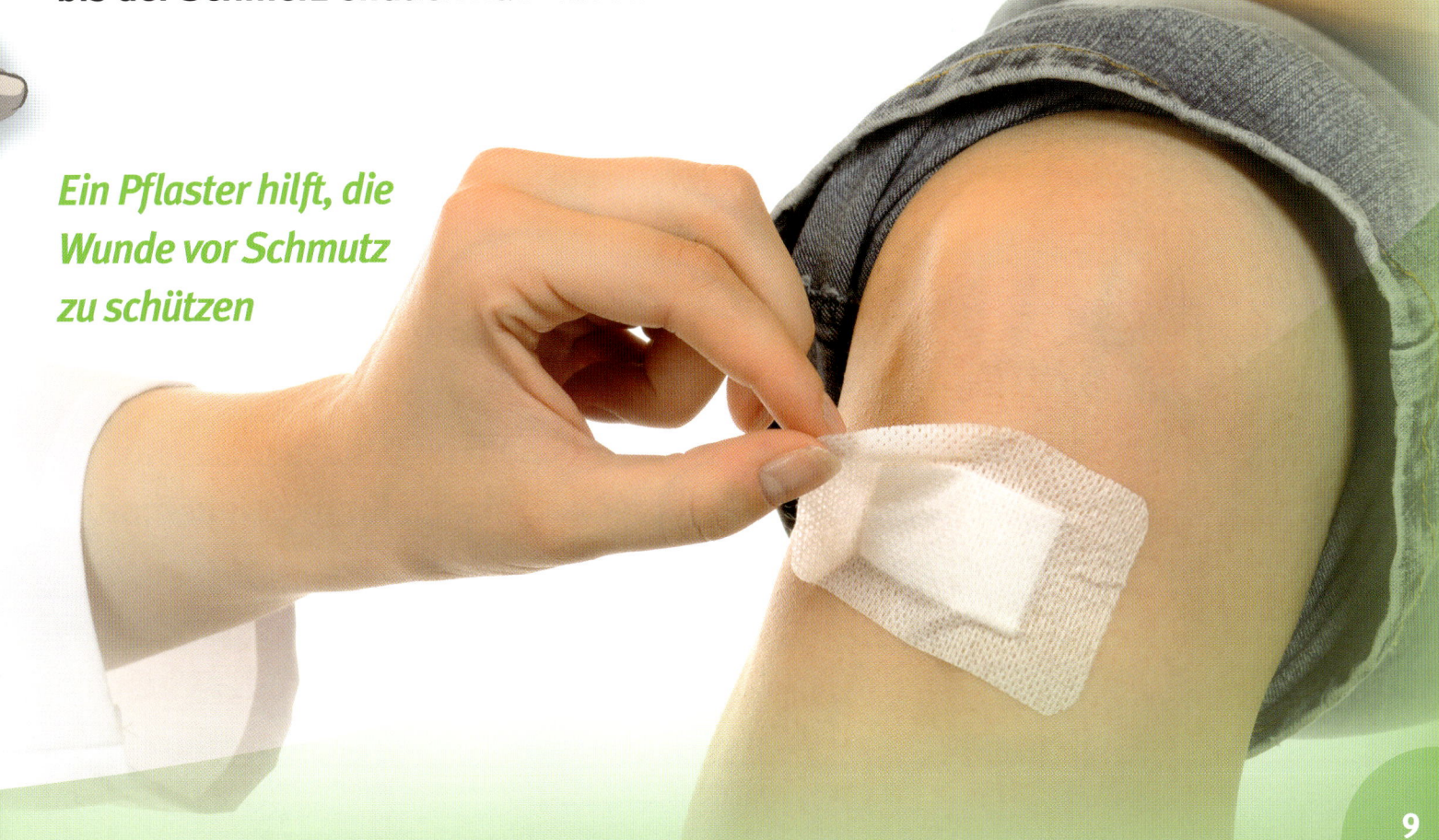

Ein Pflaster hilft, die Wunde vor Schmutz zu schützen

Fieber

Was ist Fieber?

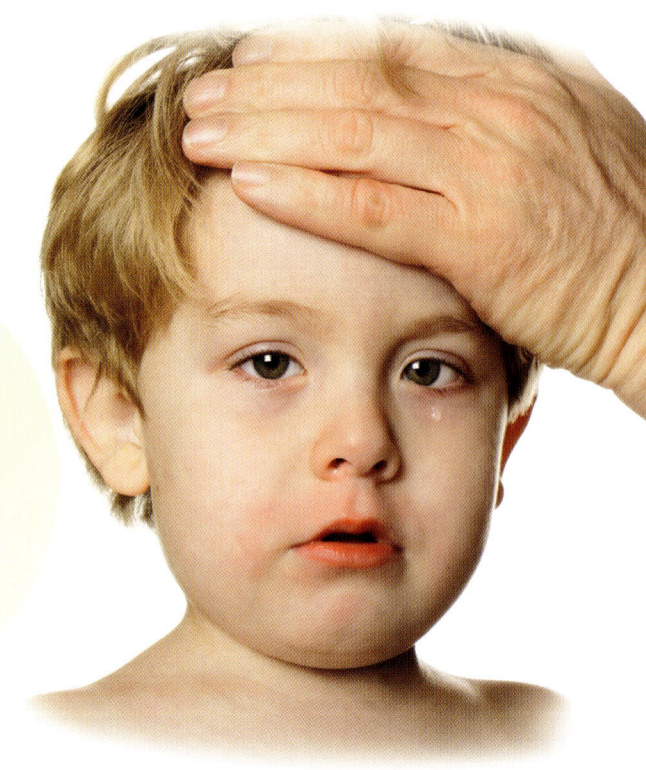

Die Temperatur des Körpers wird durch das Gehirn geregelt. Es sorgt für eine normale Körpertemperatur. Sie schwankt im Tagesverlauf zwischen 36° und 37,5° Celsius. Die Funktionen unserer Organe, wie zum Beispiel das Herz, die Lunge und der Magen, sind darauf angewiesen, dass diese Temperatur immer aufrechterhalten wird.

Wenn wir Fieber haben, steigt die Temperatur unseres Körpers und er kann sich bis über 41° Celsius aufheizen. Es wird uns heiß und wir fangen an zu schwitzen. Zu hohes Fieber kann für uns gefährlich werden, weil die Organe aufhören, richtig zu arbeiten. Fieber um die 38° oder 39° Celsius sind kein Anlass zur Sorge. Wenn das Fieber nach einigen Tagen Bettruhe nicht sinkt, muss ein Arzt um Rat gefragt werden.

Wie entsteht Fieber?

Ihr habt schon erfahren, dass die Körpertemperatur durch das Gehirn kontrolliert wird. Wenn wir Fieber haben, ist unser Körper in einem Abwehrzustand. Es ist ein Anzeichen dafür, dass unser Körper gegen eine Krankheit kämpft.

Fieber entsteht zum Beispiel, wenn schädliche Bakterien oder Viren in den Körper gelangen, die dort

Krank sein

nichts zu suchen haben. Sofort werden Botenstoffe an das Gehirn geschickt, damit es über das Auftauchen der Eindringlinge Bescheid weiß. Das Alarmsystem des Körpers wird in Bereitschaft versetzt. Das Gehirn veranlasst, dass die Körpertemperatur steigt. Dadurch werden die feindlichen Erreger abgewehrt. Unser Körper selbst sorgt also für die erhöhte Temperatur, um sich gegen die Angreifer zu wehren.

Wenn das Fieberthermometer über 37 Grad Celsius steigt, beginnt man von Fieber zu sprechen

Vor allem Infektionskrankheiten wie Erkältungen, Grippe und viele Kinderkrankheiten gehen mit Fieber einher.

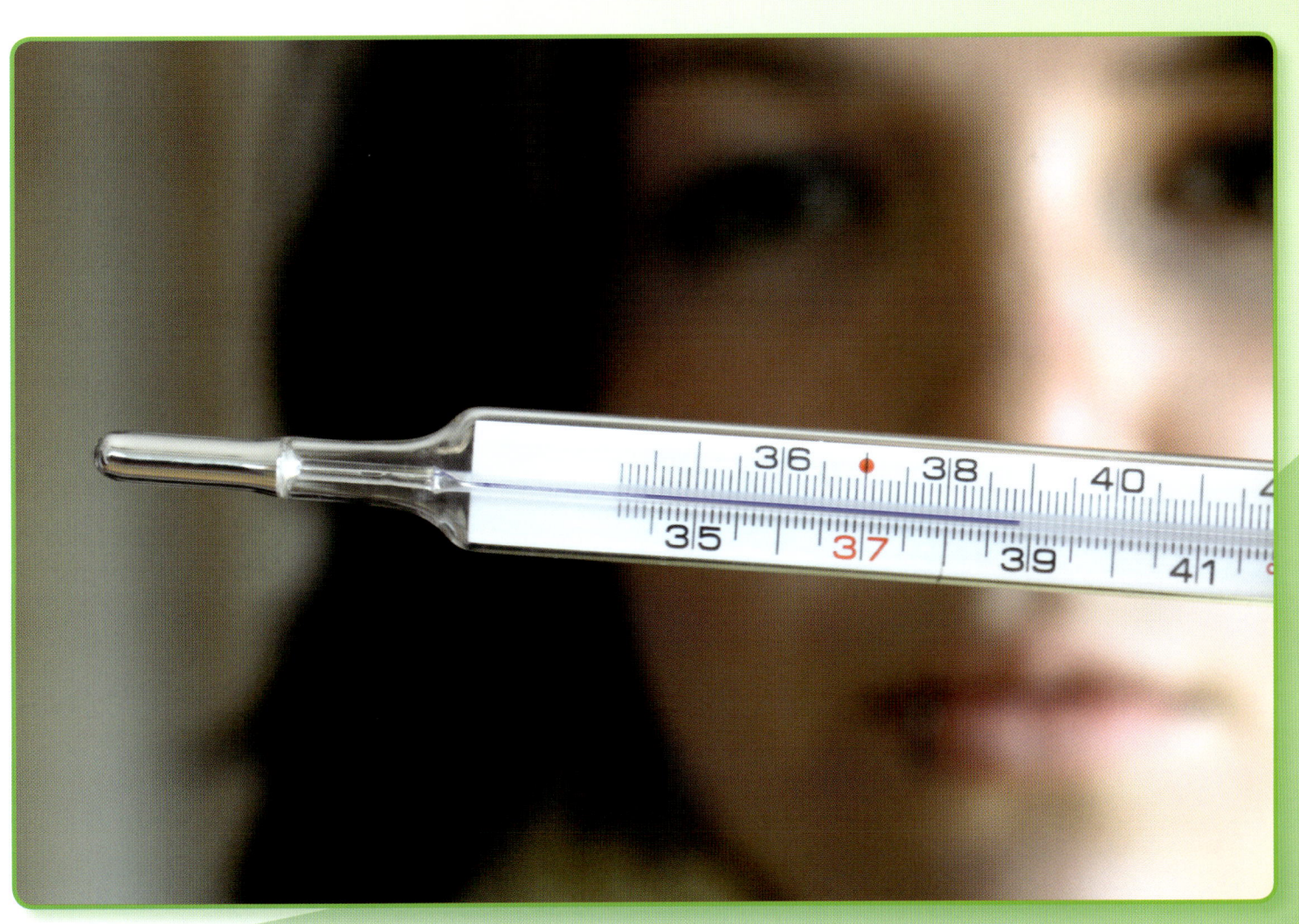

Fieber

Was bei Fieber hilft

Durch Fieber wird der Körper stark geschwächt. Ihr fühlt Euch müde und erschöpft und möchtet am liebsten den ganzen Tag schlafen. Das ist auch gut so, denn bei Fieber benötigt der Körper sehr viel Ruhe. Er braucht seine ganze Energie für die Bekämpfung der Krankheitserreger.

Durch das Schwitzen verliert ihr verstärkt Flüssigkeit. Es ist daher besonders wichtig, dass ihr viel trinkt.

Mit Hilfe eines Thermometers kann die Temperatur gemessen werden. Dadurch bekommt ihr Gewissheit, ob das Fieber steigt oder ihr schon auf dem Weg der Besserung seid. Die Messung erfolgt im Po, im Mund, unter der Achselhöhle oder im Ohr.

Um die Temperatur des Körpers zu senken, kann man kalte Wickel um die Unterschenkel legen. Unter Umständen empfiehlt der Arzt Medikamente gegen das Fieber.

Bei Fieber braucht der Körper viel Schlaf

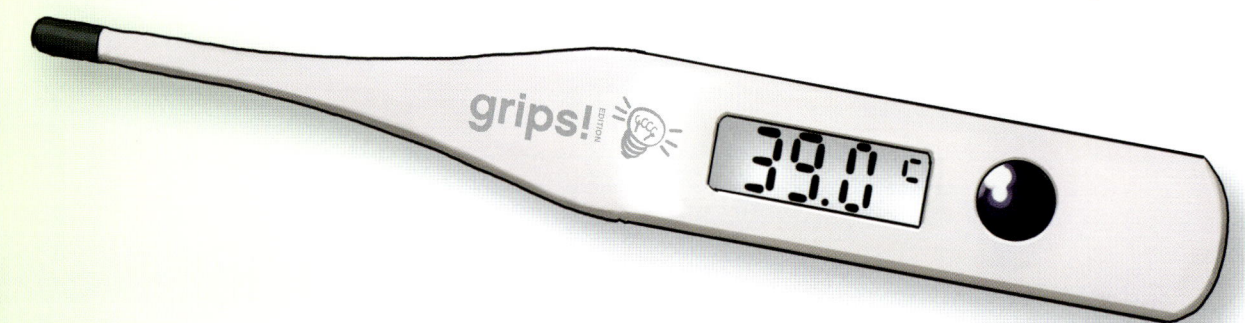

Krank sein

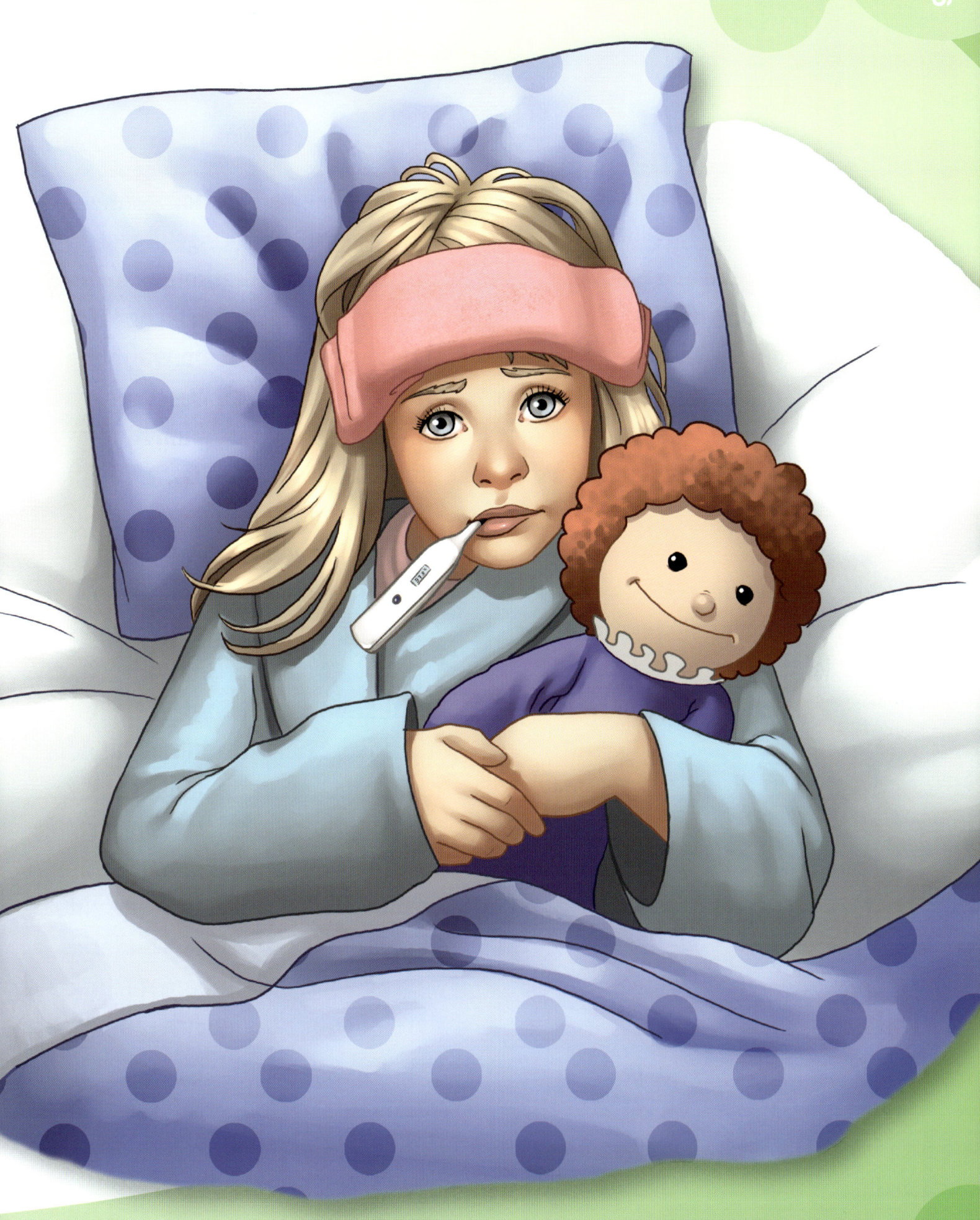

Entzündungen und Infektionen

Was ist eine Entzündung?

Eine Entzündung kann vielerlei Ursachen haben. Sie entsteht manchmal auf Grund einer Verletzung, zum Beispiel einer Schnittwunde. Oder sie wird ausgelöst durch eine Druckstelle. Oft sind auch schädliche Eindringlinge wie Bakterien und Viren Schuld an der Entzündung.

Bei einer Entzündung handelt es sich um eine Schutzfunktion des Körpers. Sie zeigt an, dass etwas im Körper nicht in Ordnung ist. Wir erkennen eine Entzündung an ihren fünf typischen Anzeichen: Rötung, Schwellung, Überwärmung, Schmerz und die eingeschränkte Funktion des betroffenen Körperteils. Manchmal geht eine Entzündung auch mit Fieber einher. Wir fühlen uns bei einer Entzündung oftmals müde und krank. Der ganze Körper ist geschwächt.

Entzündungen, die an der Hautoberfläche liegen, können mit dem menschlichen Auge beobachtet werden, zum Beispiel wenn wir von einer Biene gestochen werden und an der betroffenen Stelle eine Entzündung entsteht. Es bildet sich eine gut erkennbare rote und heiße Beule, die ziemlich schmerzhaft sein kann.

Andere Formen der Entzündung liegen im Inneren unseres Körpers

Bakterien versuchen, in eine Wunde einzudringen

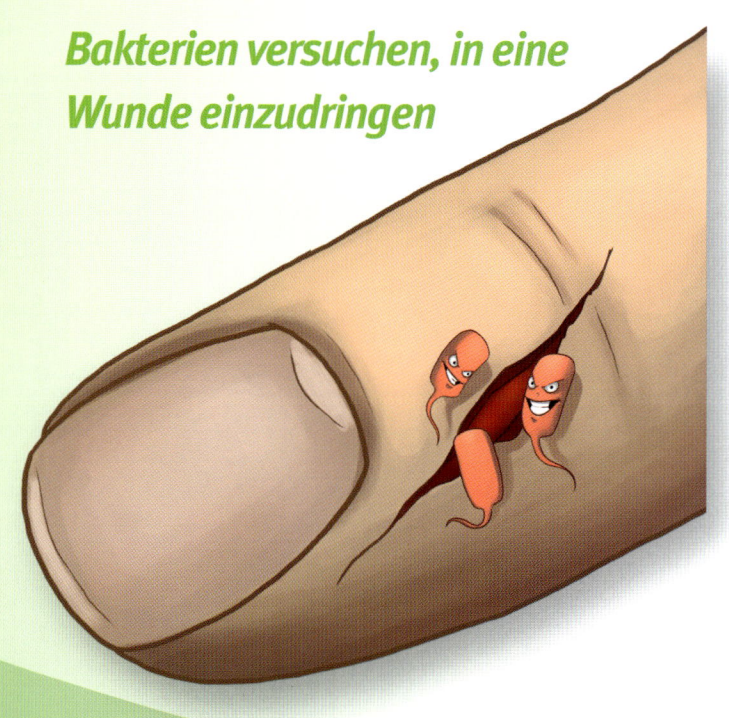

Krank sein

und müssen erst von einem Arzt festgestellt werden, weil wir sie nicht sehen können. Bei einer Mandelentzündung spüren wir beim Essen und Trinken Schmerzen im Hals. Aber richtig sehen können wir die entzündeten Mandeln nicht. Ähnlich ergeht es uns bei der Ohrenentzündung. Lediglich der Schmerz verrät uns, wo die Entzündung sitzen könnte.

Ein Arzt braucht Instrumente, um tief in das Innere eines Ohres schauen zu können

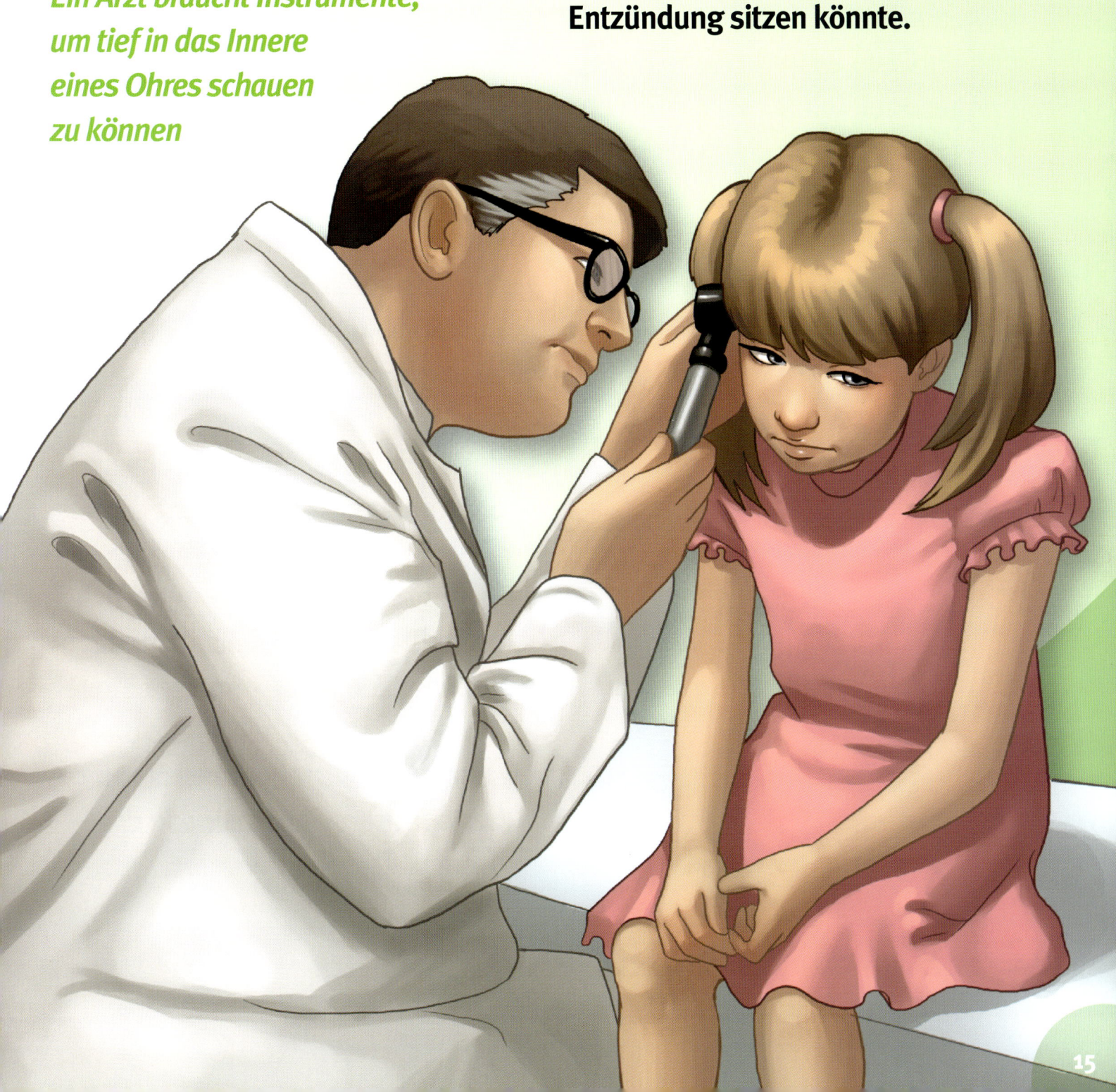

Entzündungen und Infektionen

Was bedeutet „Infektion"?

Das Wort ‚Infektion' bedeutet Ansteckung mit einer Krankheit. Ansteckung meint, dass unseren Körper schädliche Eindringlinge befallen, so genannte Krankheitserreger oder Keime. Bei diesen Krankheitserregern kann es sich um Bakterien, Viren, Pilze oder Parasiten handeln. Sie befallen den Körper und vermehren sich dort.

Botenstoffe melden dem Gehirn das Eindringen der Fremdlinge. Das Gehirn aktiviert daraufhin das Abwehrsystem des Körpers. Es wird auch Immunsystem genannt. Oftmals ist die Rede davon, das Immunsystem gegen Infektionen zu stärken. Das bedeutet, dass wir die Abwehrkräfte unseres Körpers durch eine gesunde Lebensweise unterstützen können.

Eine Infektion kann auf unterschiedlichen Wegen übertragen werden. Von einer Tröpfcheninfektion wird gesprochen, wenn die schädlichen Erreger über die Luft transportiert werden und in die Atemwege gelangen.

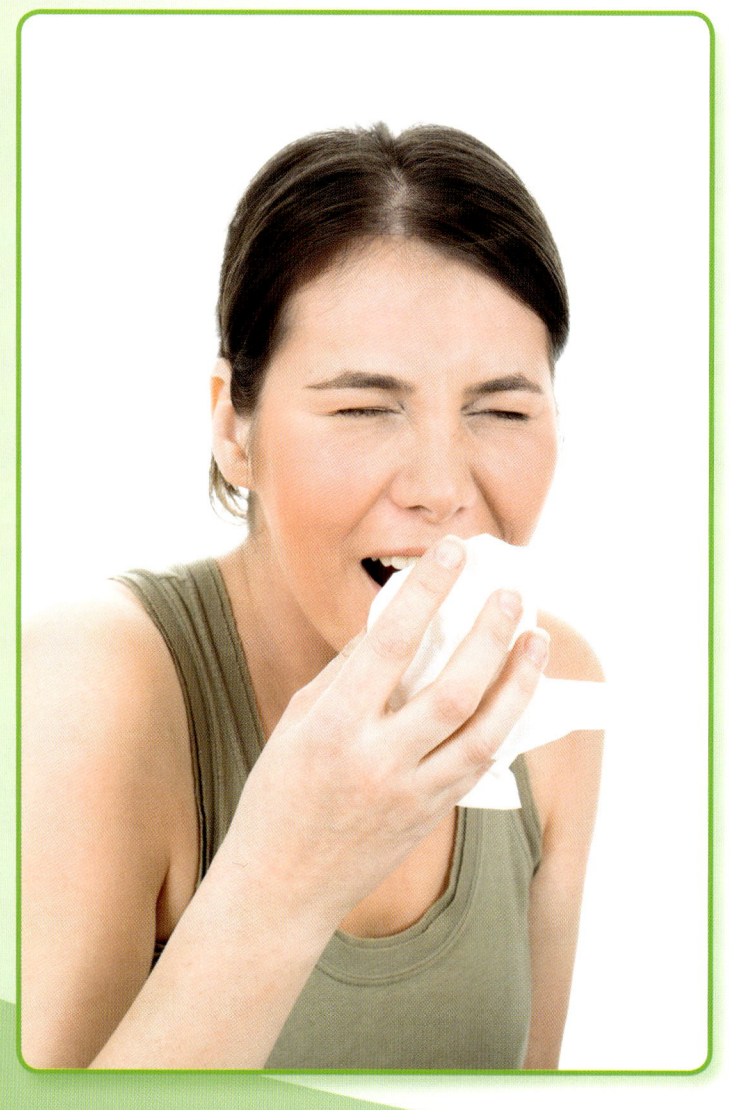

Krank sein

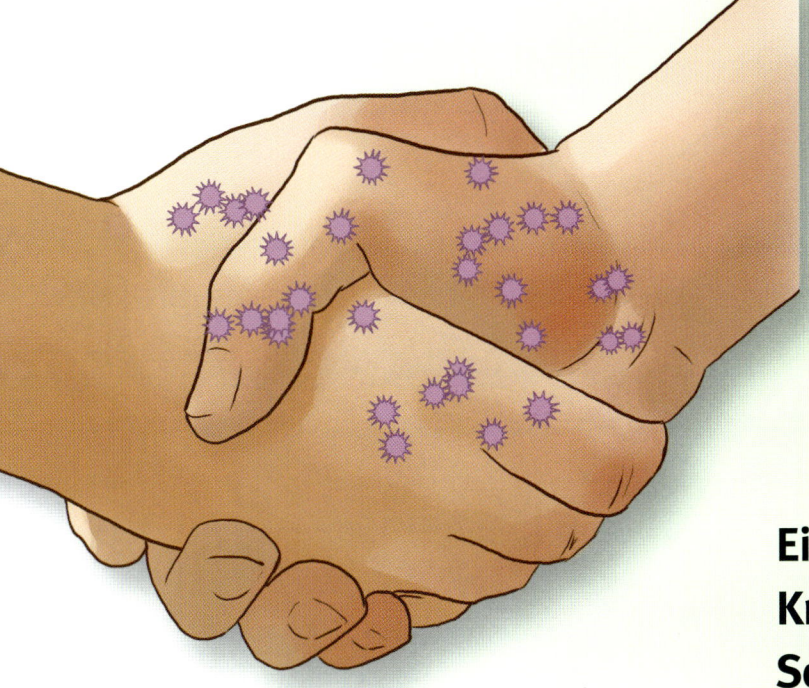

Beim Händeschütteln können Viren übertragen werden – man nennt das Kontaktinfektion

Das passiert beim Husten, Niesen oder beim Sprechen. Es reicht also, wenn zwei Menschen nah beieinanderstehen, um sich durch eine Tröpfcheninfektion gegenseitig anzustecken.

Erkältungen werden beispielsweise durch Tröpfcheninfektionen übertragen. Aber auch einige bekannte Kinderkrankheiten, wie Masern, Röteln und Windpocken, verbreiten sich in Windeseile über die Luft. Deshalb sind oft mehrere Kinder einer Klasse betroffen.

Ein anderer Übertragungsweg von Krankheitserregern wird als Schmierinfektion oder Kontaktinfektion bezeichnet. Die Keime werden über den direkten Körperkontakt oder Berührung bestimmter Gegenstände weitergegeben, zum Beispiel durch Händeschütteln oder Benutzen der gleichen Toilette.

Bestimmte Keime gelangen durch eine Wunde in den Körper. Andere wiederum nehmen wir über unsere Nahrungsmittel und über das Trinkwasser auf.

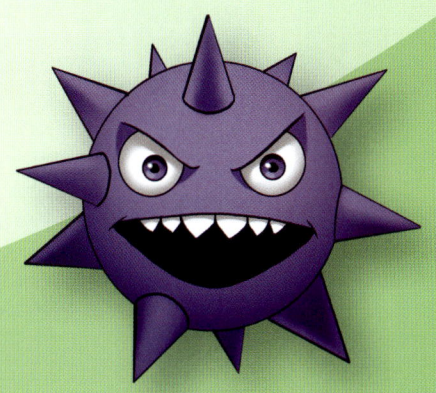

Entzündungen und Infektionen

Was sind Bakterien?

Bakterien sind mikroskopisch kleine Lebewesen. Mit dem bloßen Auge nicht zu erkennen, lassen sie sich erst durch ein Vergrößerungsgerät entdecken. Da sie nur aus einer einzigen Zelle bestehen, werden Bakterien auch als einzellige Lebewesen bezeichnet. Ein anderer Ausdruck für einzellige Lebewesen ist Mikroorganismus.

Es existiert eine Vielzahl unterschiedlicher Arten von Bakterien. Nicht alle kommen beim Menschen vor. Auch bei Pflanzen und Tieren lassen sich Bakterien nachweisen.

Das Vorhandensein von Bakterien in unserem Körper ist ganz normal. Bakterien befinden sich überall und ein Kontakt mit ihnen ist nicht zu vermeiden. Viele Bakterien sind völlig harmlos und verträglich.

Es existieren sogar ausgesprochen nützliche Bakterien, die unserem Körper helfen.

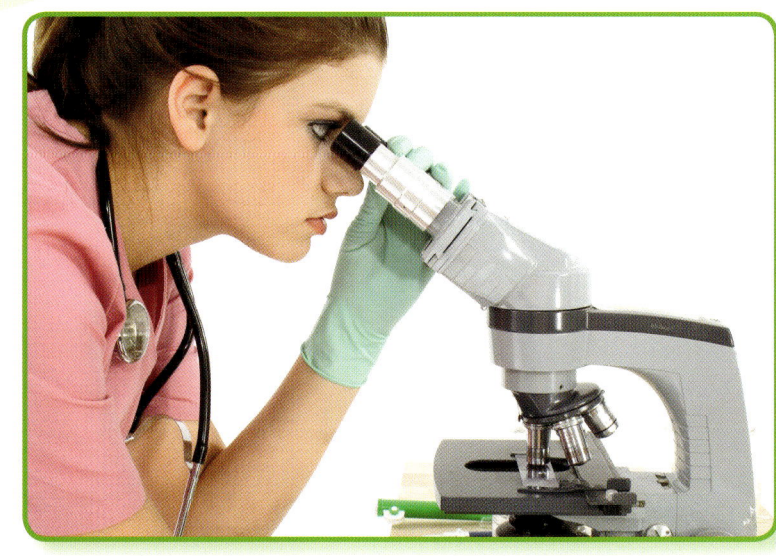

Bakterien kann man nicht mit bloßem Auge sehen, man braucht ein Mikroskop

Die meisten Bakterien unseres Körpers befinden sich im Darm. Wissenschaftler schätzen die Zahl der Bakterien dort auf 100 Billionen Bakterien. Eine kaum vorstellbare Zahl. Bakterien können sich nämlich ausgesprochen schnell vermehren, indem sie sich immer

Krank sein

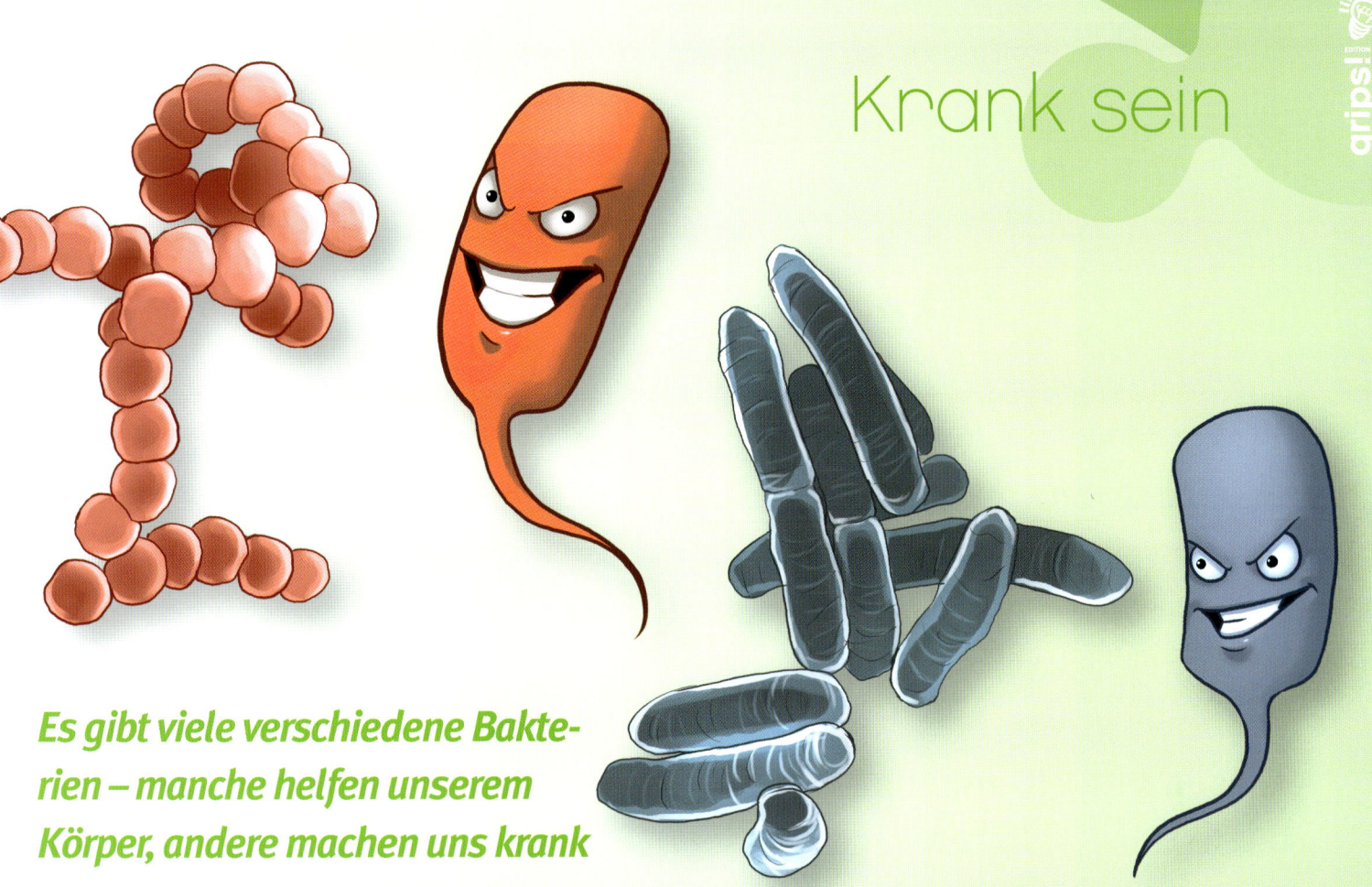

Es gibt viele verschiedene Bakterien – manche helfen unserem Körper, andere machen uns krank

wieder teilen. Bakterien im Darm übernehmen wichtige Aufgaben für die Verdauung und für ein gut funktionierendes Abwehrsystem gegen Krankheitserreger.

Es gibt allerdings auch Bakterien, die dem Menschen schaden und Krankheiten auslösen können. Zu diesen von Bakterien verursachten Krankheiten zählen beispielsweise Lungenentzündung, Keuchhusten und Scharlach.

Übertragen werden Bakterien über Luft, Wasser, Urin, Stuhl und Blut.

Gegen die schädlichen Bakterien verschreibt der Arzt ein Antibiotikum. Ein Antibiotikum ist ein Medikament, das die Bakterien tötet oder wenigstens abschwächt.

Entzündungen und Infektionen

Was sind Viren?

Viren sind viel kleiner als Bakterien. Durch ein normales Mikroskop sind sie nicht zu entdecken. Man benötigt dafür extra ein Elektronenmikroskop.

Aber darin allein erschöpft sich der Unterschied zwischen Viren und Bakterien nicht. Viren sind grundsätzlich immer schädlich für den menschlichen Organismus. Sie sind die kleinsten Krankheitserreger.

Sie schleusen sich in Zellen ein und nutzen diese als Wirt. Viren besitzen nämlich keine eigene Zelle. Sie verändern stattdessen die Informationen der Körperzelle. Wenn sich diese Zelle durch Zellteilung vermehrt, dann wird auch die krankmachende Information des Virus verdoppelt.

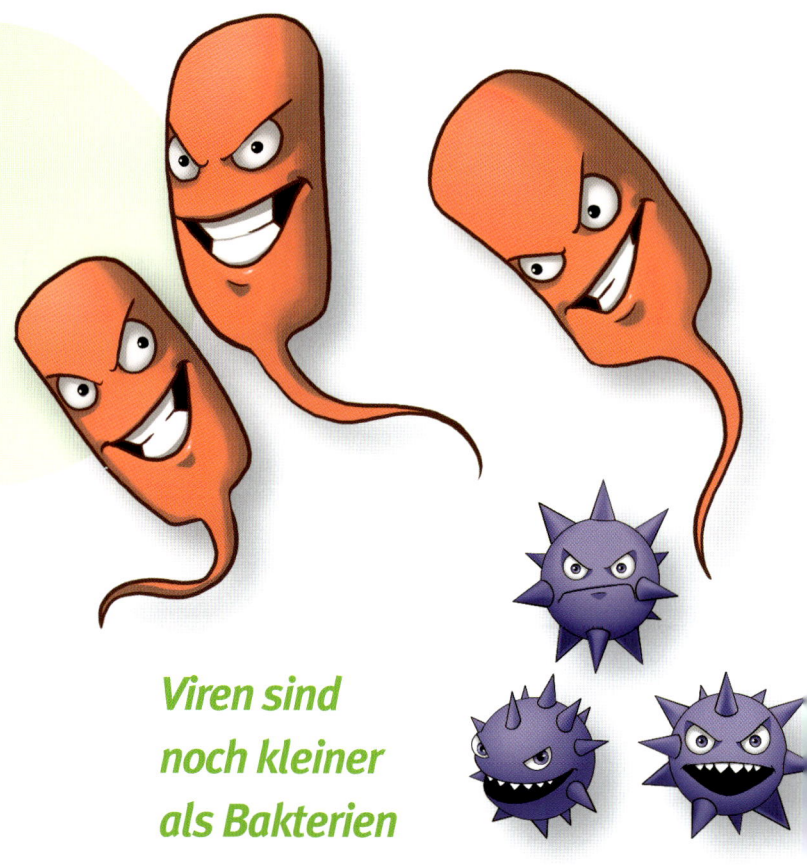

Viren sind noch kleiner als Bakterien

Viren werden genau wie Bakterien über die Luft, über Körperkontakt oder über das Blut von einem Menschen auf den nächsten übertragen.

Es dauert eine Weile, bis sich der Virus in den Zellen breit gemacht hat und wir die ersten Krankheitsanzeichen spüren. Deshalb stecken wir oftmals andere Menschen mit einem Virus an, bevor wir wissen, dass wir ihn in uns tragen. Viruserkrankungen können sich deshalb besonders gut heimlich ausbreiten.

Krank sein

Es gibt eine große Anzahl von Krankheiten, die durch Viren ausgelöst werden, wie beispielsweise Durchfall, Grippe, Schnupfen, Mumps, Masern, Röteln und Windpocken.

Viren sind nur schwer zu bekämpfen. Es gibt keine Medikamente, mit denen die Viren vernichtet werden können. Mit Medikamenten können höchstens die Beschwerden wie Fieber und Schmerz gemildert werden. Um den Körper zu besiegen, muss man seinem Körper viel Ruhe gönnen und sich häufig ins Bett legen.

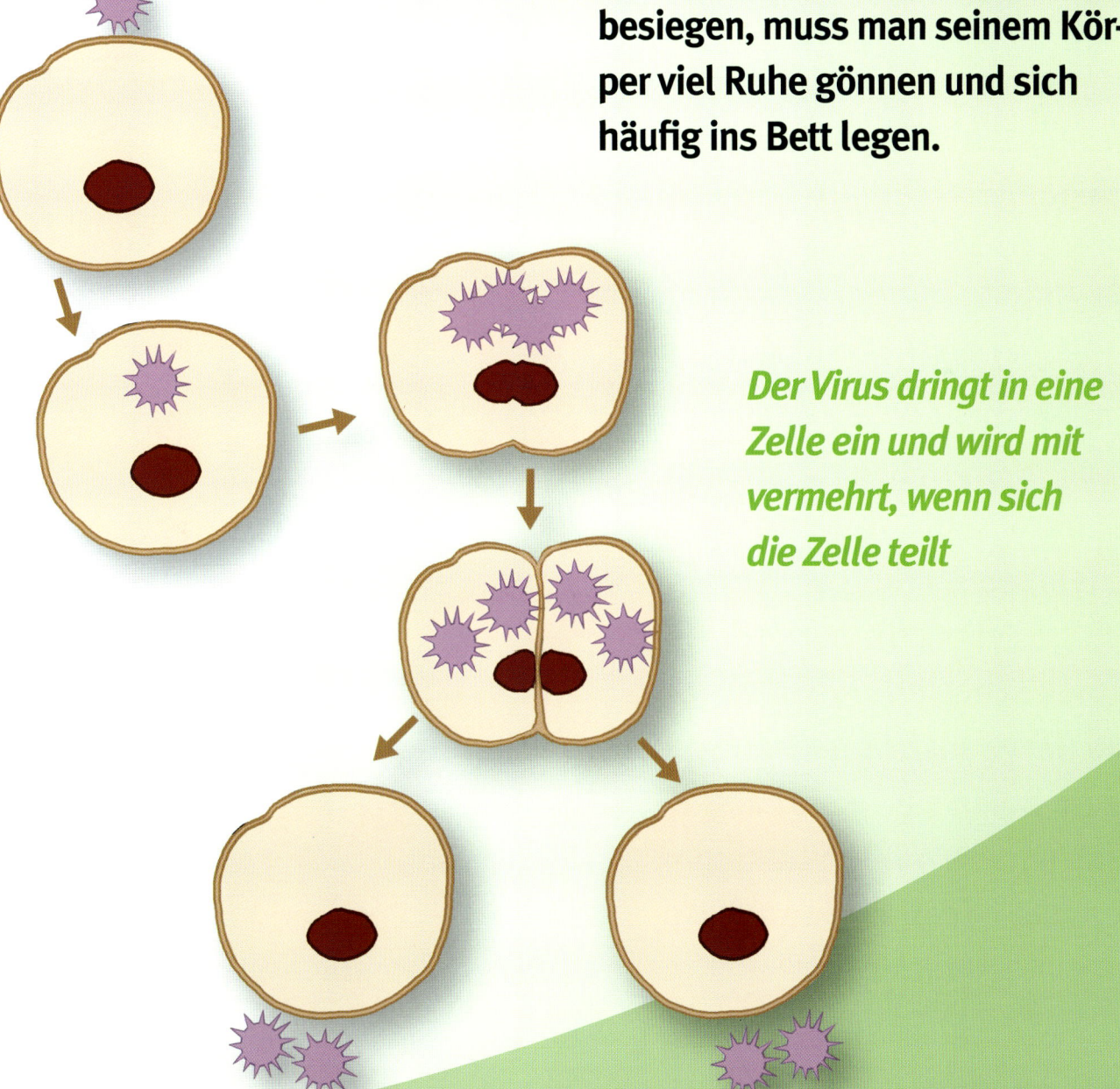

Der Virus dringt in eine Zelle ein und wird mit vermehrt, wenn sich die Zelle teilt

Schutz gegen Krankheiten

Der Körper wehrt sich

Für die Abwehr schädlicher Erreger ist unser Immunsystem zuständig. Es bekämpft bösartige **Bakterien** und **Viren** und verhindert deren Ausbreitung. Um schnell von einer Krankheit zu genesen, ist es also ausgesprochen wichtig, dass wir über ein starkes Immunsystem verfügen.

Unser Immunsystem verfügt über Helfer und Wächter, die jeden Eindringling melden. Zu ihnen gehören die weißen Blutkörperchen.

Die weißen Blutkörperchen sind fleißige Zellen, die durch die Blutbahnen schwimmen und ungebetene Gäste ausfindig machen. Bei Gefahr holen sie Verstärkung durch andere weiße Blutkörperchen und bilden Waffen aus, so genannte Antikörper.

Diese Antikörper bekämpfen dann die Krankheitserreger.

Wenn der gleiche Krankheitserreger ein zweites Mal den Körper angreift, stehen bereits die passenden Waffen zu seiner Bekämpfung bereit.

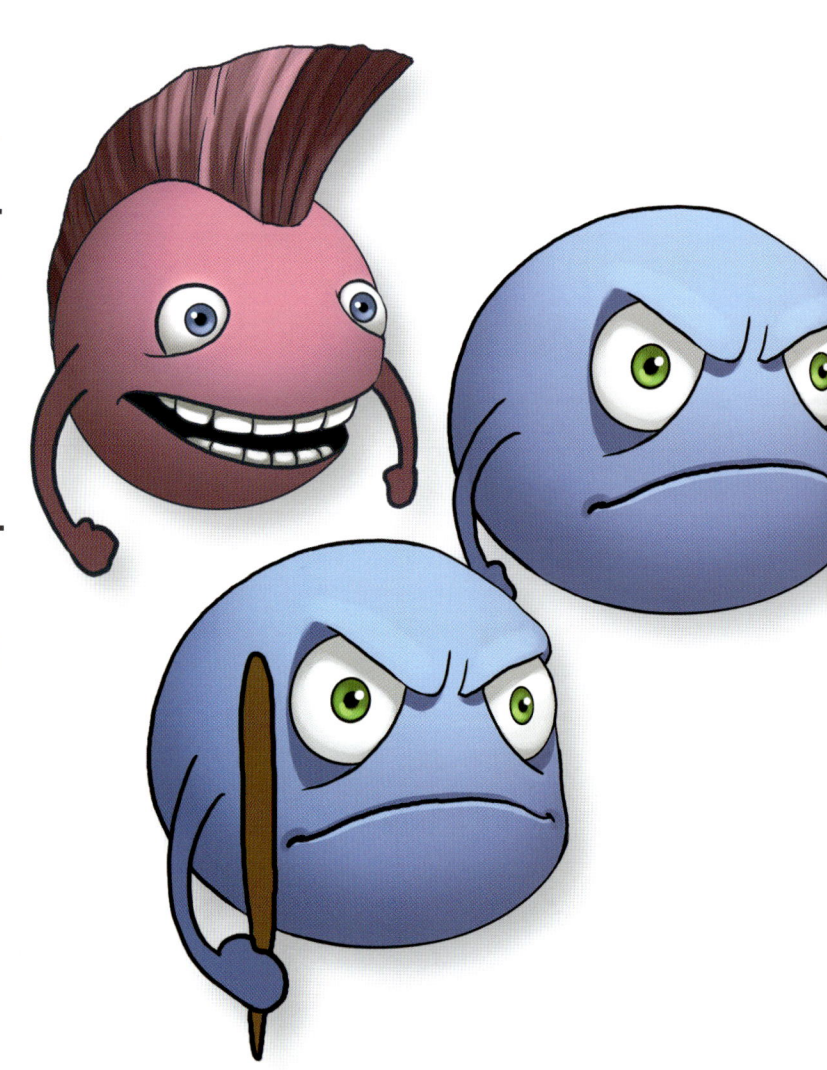

Krank sein

Wenn der Körper Hilfe braucht

Viele Erkrankungen lassen sich durch ausreichend Schlaf und viel Ruhe bekämpfen. Indem wir unseren Organismus vor unnötigen Anstrengungen schonen, kann er seine ganze Kraft auf die Bekämpfung der Krankheit konzentrieren.

Manchmal reicht das aber allein nicht aus, damit die Krankheit besiegt werden kann. Die Angreifer sind zu stark und zu hartnäckig und unsere Abwehrkräfte zu schwach, um den Kampf zu gewinnen. Wir sind in solchen Fällen auf die unterstützende Wirkung von Medikamenten angewiesen.

Medikamente gibt es in verschiedenen Formen, zum Beispiel als Sirup, als Tablette zum Schlucken, als Dragee zum Lutschen oder als Zäpfchen. Die Wirkstoffe des Medikaments gelangen in die Blutbahn und unterstützen zum Beispiel die weißen Blutkörperchen bei ihrer Arbeit.

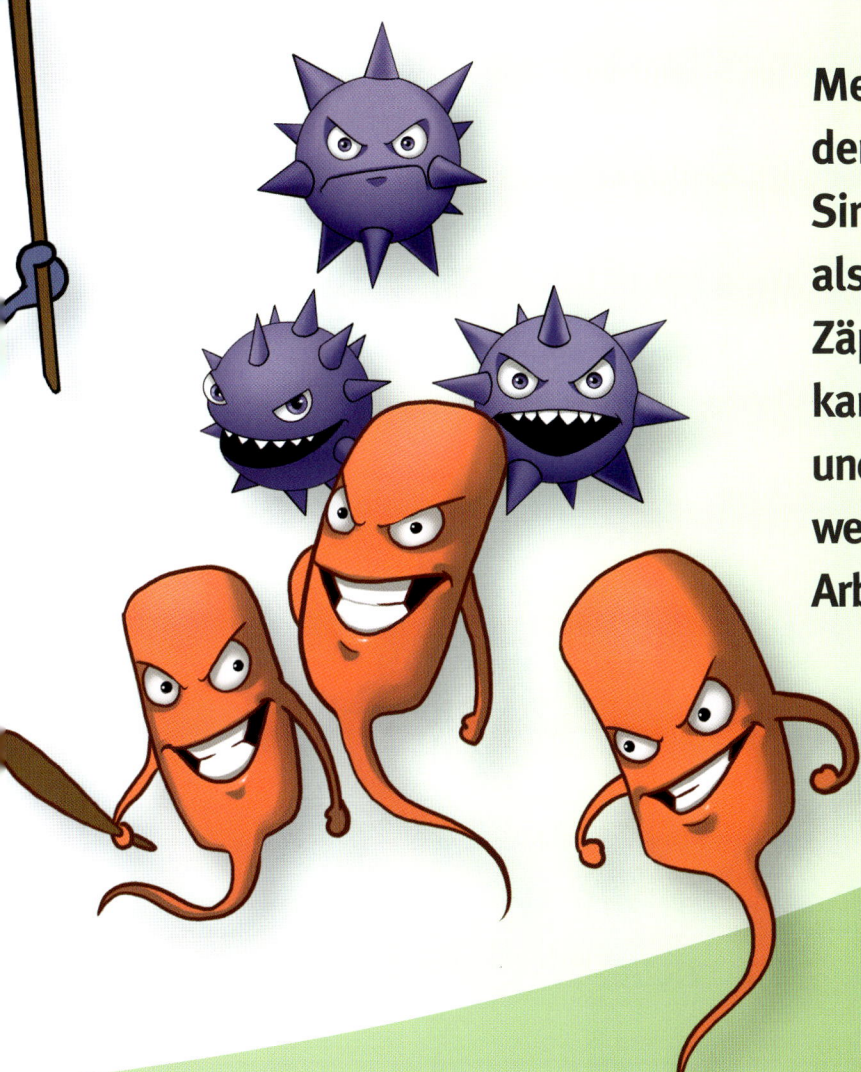

Schutz gegen Krankheiten

Wie funktioniert eine Impfung?

Man kann sich gegen Krankheiten impfen lassen. Impfen bedeutet, dass der Körper auf mögliche Angriffe durch schädliche Keime vorbereitet wird. Unser Abwehrsystem hält dann schon die richtigen Waffen bereit, um den Angreifer zu bekämpfen.

Das funktioniert, indem uns eine geringe Menge schädlicher Bakterien oder Viren zugeführt wird. Der Organismus hat in der Regel keine Schwierigkeit, den leichten Angriff abzuwehren. Schnell haben die weißen Blutkörperchen den richtigen Antikörper entwickelt.

Wenn wir uns zu einem späteren Zeitpunkt mit diesem Keim anstecken, dann kennt unser Körper den Feind bereits und weiß, wie er zu bekämpfen ist. Unser Organismus verfügt dann über eine einsatzbereite Armee. Dadurch werden wir vor gefährlichen Krankheiten geschützt. Es heißt deshalb auch Schutzimpfung.

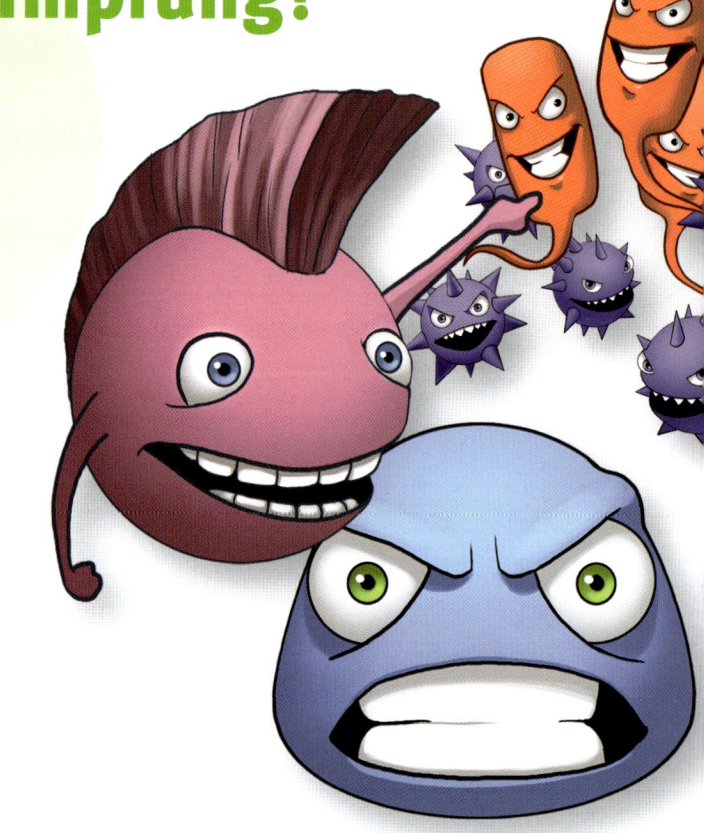

Wenn Du gegen eine Krankheit geimpft bist, erkennt Dein Immunsystem den Gegner und weiß, wie er zu bekämpfen ist

Zu den bekannten Impfungen gehören solche gegen Tetanus, Kinder-

Krank sein

Impfungen können mit unangenehmen Nebenwirkungen, wie Rötungen, Schwellungen oder Fieber einhergehen. Daran lässt sich erkennen, dass der Körper die Abwehrarbeit aufgenommen hat. Das ist kein Grund zur Sorge. Ein wenig Bettruhe genügt meistens, um wieder zu Kräften zu kommen.

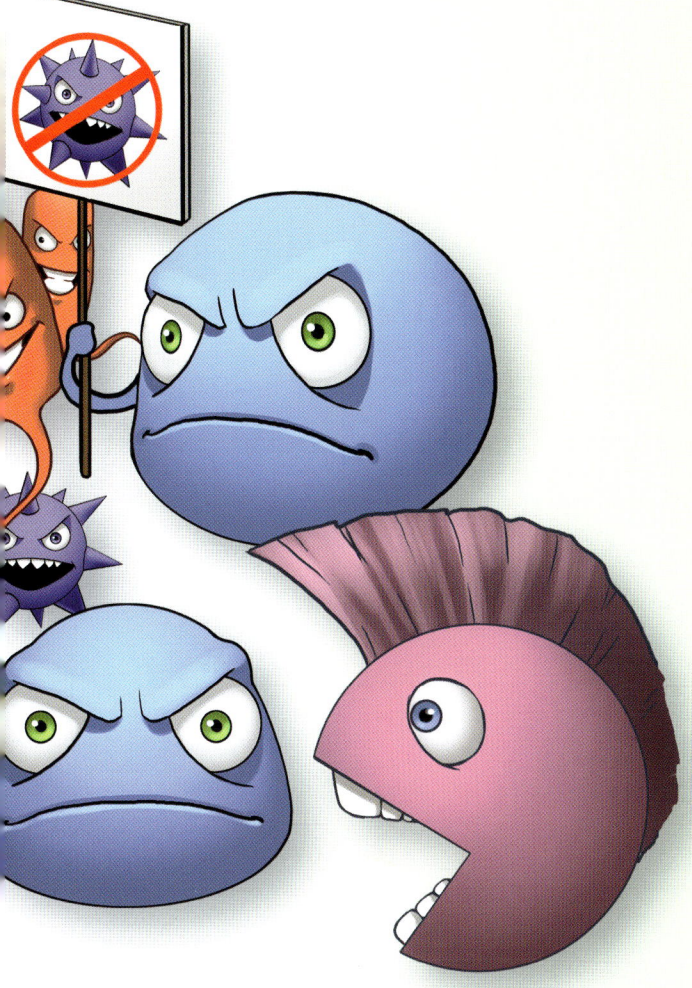

lähmung, Mumps, Masern, Röteln, Wundstarrkrampf und viele mehr.

Impfungen werden fast immer durch Spritzen verabreicht. Der Impfstoff wird dabei in die Haut, unter die Haut oder in den Muskel gespritzt. Die Verabreichung erfolgt in den Oberarm, in den Oberschenkel oder in den Po.

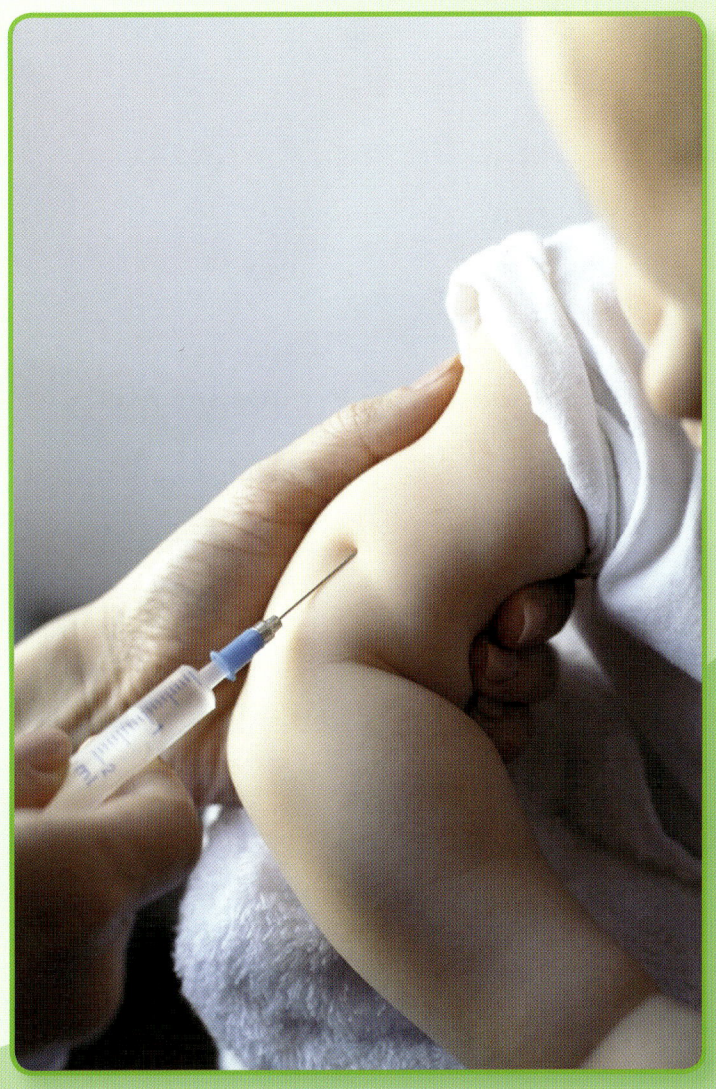

Kinderkrankheiten

Mumps

Mumps, auch Ziegenpeter genannt, ist eine ansteckende Krankheit. Sie wird durch Viren übertragen. Es dauert eine Weile, bis die Krankheit ausbricht. Ihr habt das Virus dann schon in Euch und könnt auch schon andere anstecken. Es dauert allerdings noch ein paar Tage, bis ihr Euch wirklich krank fühlt. Diese Zeit wird als Inkubationszeit bezeichnet.

Kinder, die an Mumps erkranken, leiden an starken Kopfschmerzen und Halsschmerzen. Oftmals bekommen sie auch Fieber und die Speicheldrüsen schwellen an. Die Speicheldrüsen sitzen vor den Ohren und durch ihr Anschwellen werden die Wangen ganz dick. Manchmal ist auch die Bauchspeicheldrüse betroffen, was zu Bauchschmerzen führt.

Gegen eine Virusinfektion helfen keine Medikamente sondern ausschließlich Bettruhe. Höchstens gegen das Fieber und die Kopfschmerzen kann mit Medikamenten geholfen werden.

Die meisten Kinder werden als Babys gegen Mumps geimpft.

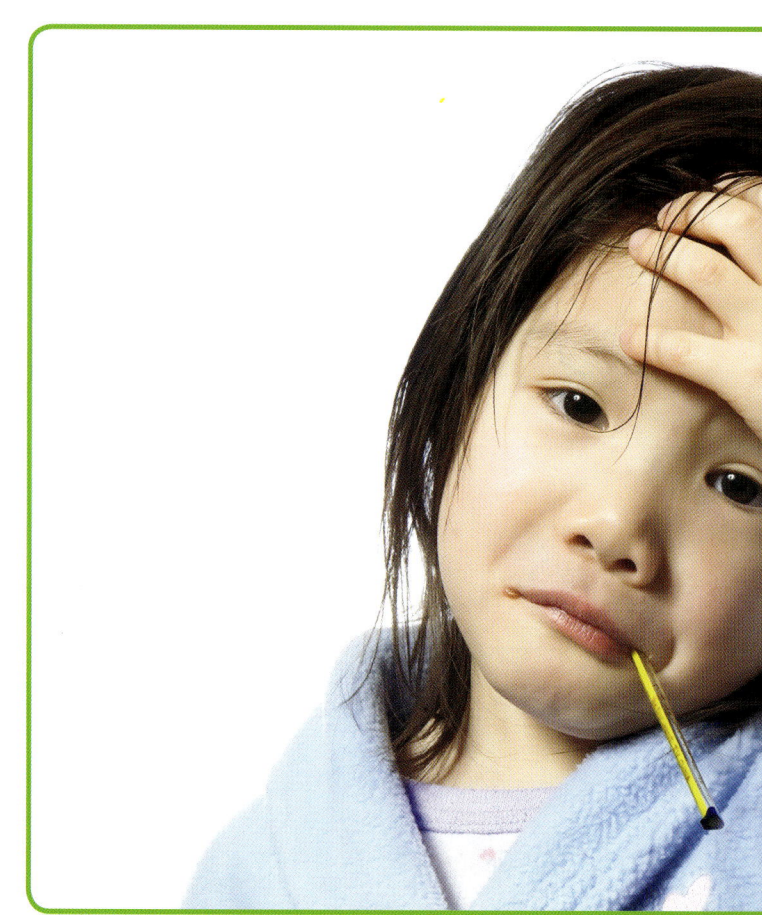

Krank sein

Kinderlähmung

Die Kinderlähmung, auch Polio genannt, ist eine sehr ernste Krankheit. Sie wird durch Viren übertragen.

Heutzutage kommt sie nicht mehr so oft vor wie früher. Schutzimpfungen haben ihre Ausbreitung verhindert. In anderen Ländern hingegen, wo diese Vorsorge nicht ausreichend angeboten wird, erkranken immer noch Kinder an Kinderlähmung.

Wenn die Kinderlähmung ausbricht, leiden die Kinder an Kopfschmerzen, Fieber, Erbrechen, Halsschmerzen und Bauchschmerzen.

Manchmal kommt eine Schwächung der Muskeln dazu. Die Muskeln werden immer dünner und kraftloser. Bei einer schweren Form der Kinderlähmung sind die Muskeln so stark geschädigt, dass sie sich nicht mehr erholen. Diese Menschen können dann ihr Leben lang nicht mehr richtig laufen. Auch kann die Entwicklung anderer Körperteile zurückbleiben und eine Behinderung verursachen.

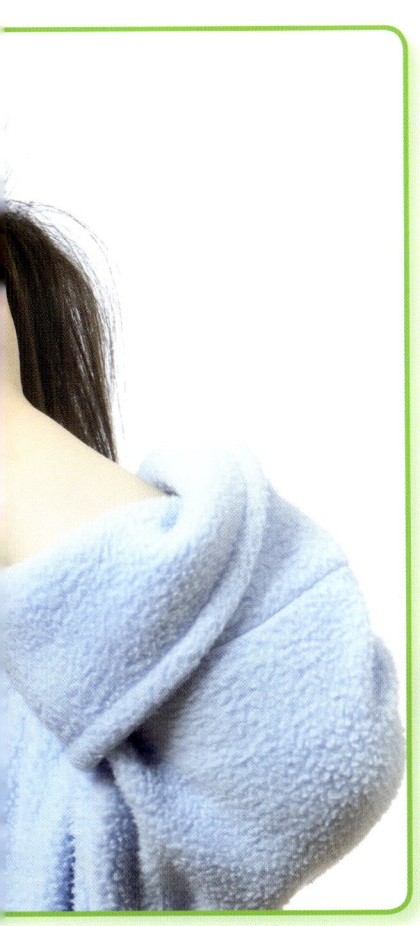

Bei Mumps hat man manchmal starke Kopfschmerzen

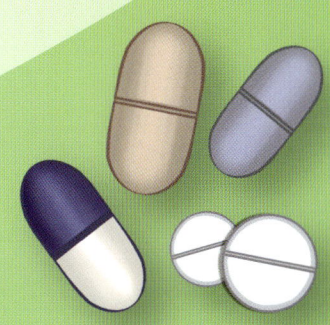

Kinderkrankheiten

Masern

Die Krankheit Masern wird durch einen Virus hervorgerufen, der ganz besonders Kinder betrifft. Erst einmal reagiert der Körper mit Fieber gegen den Eindringling. Das Fieber steigt bei Masern oftmals sehr hoch an. Man fühlt sich müde und schlapp, einfach krank.

Ein äußeres Erkennungszeichen der Masern sind die roten Flecken, die sich auf der Haut bilden.

Bei vielen Kinderkrankheiten wie zum Beispiel Masern oder Windpocken bekommst Du rote Flecken am ganzen Körper

Der Ausschlag der Haut beginnt meistens hinter den Ohren und breitet sich anschließend über den ganzen Körper aus. Gesicht, Bauch, Rücken, Arme und Beine sind übersät mit roten Flecken und Hautwölbungen.

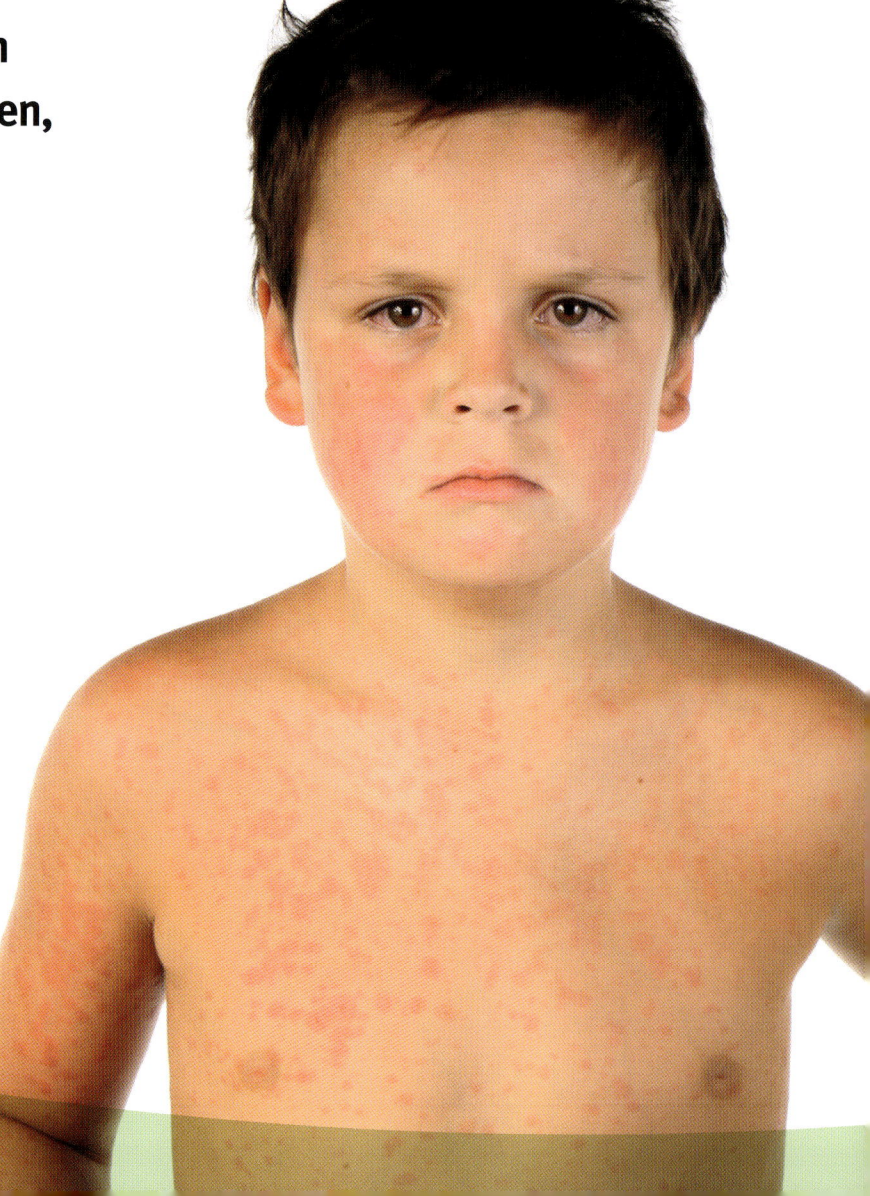

Krank sein

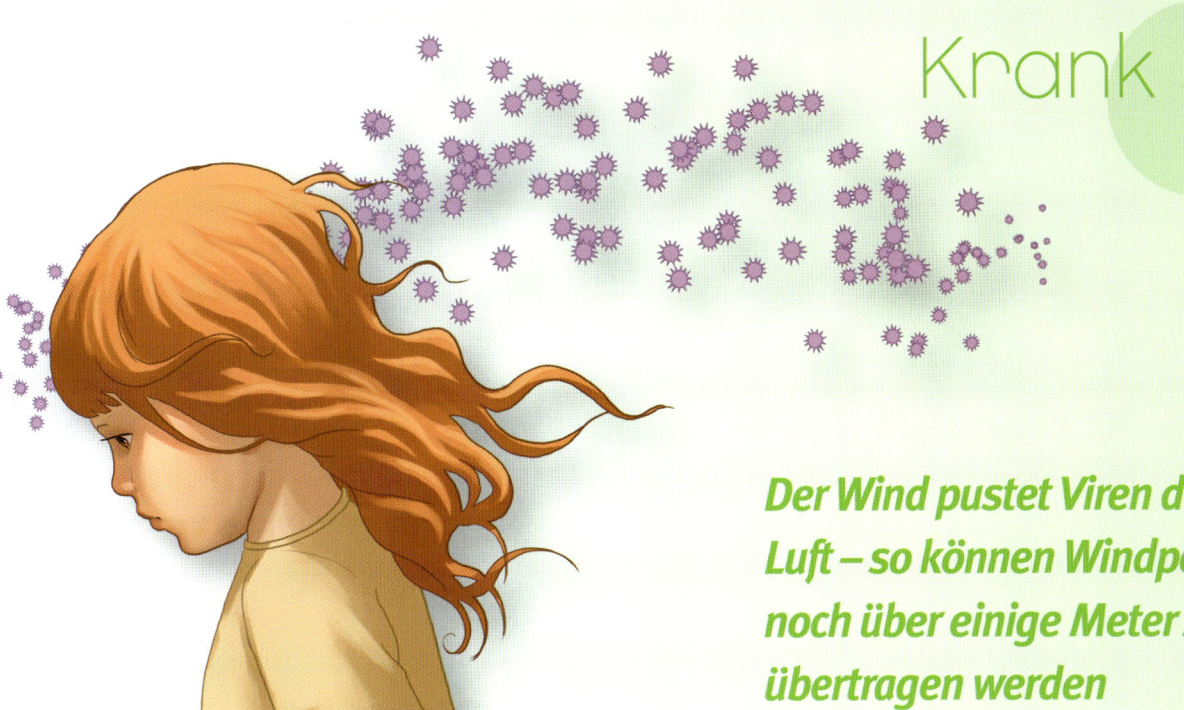

Der Wind pustet Viren durch die Luft – so können Windpocken noch über einige Meter Abstand übertragen werden

Windpocken

Windpocken sind eine Virusinfektion. Ihren Namen verdanken sie der Tatsache, dass die Viren über einige Meter durch die Luft übertragen werden können. Sie werden regelrecht mit dem Wind von einem zum anderen getragen.

Es kann bis zu drei Wochen dauern, bis die ersten Krankheitsanzeichen auftreten. Die Kinder bekommen leichtes Fieber und haben oftmals Kopfschmerzen und Schmerzen in den Gliedern. Kurz darauf bilden sich vor allem im Gesicht rote Flecken, aber auch über den restlichen Körper verteilt. Die Flecken schwellen an zu kleinen Bläschen. Die Bläschen platzen nach einer Weile und verkrusten.

Die Bläschen können furchtbar jucken. Trotzdem sollte man nicht kratzen, denn dadurch können kleine Narben entstehen.

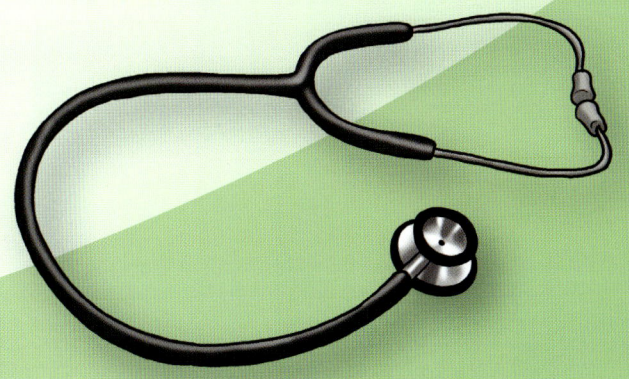

Kinderkrankheiten

Röteln

Der Rötelvirus verursacht am Anfang oftmals einen Schnupfen. Anschließend kommen Fieber und ein Anschwellen der Lymphknoten hinzu. Die vergrößerten Lymphknoten spürt man als dicke Knubbel hinter dem Ohr und am Hals.

Einige Kinder bekommen einen roten Hautausschlag, der nach wenigen Tagen wieder verschwindet. Röteln bei Kindern sind harmlos. Für Jugendliche und Erwachsene hingegen können sie gefährlich werden.

Besonders ungeborene Babys im Mutterleib können durch Röteln schwere Fehlbildungen erleiden.

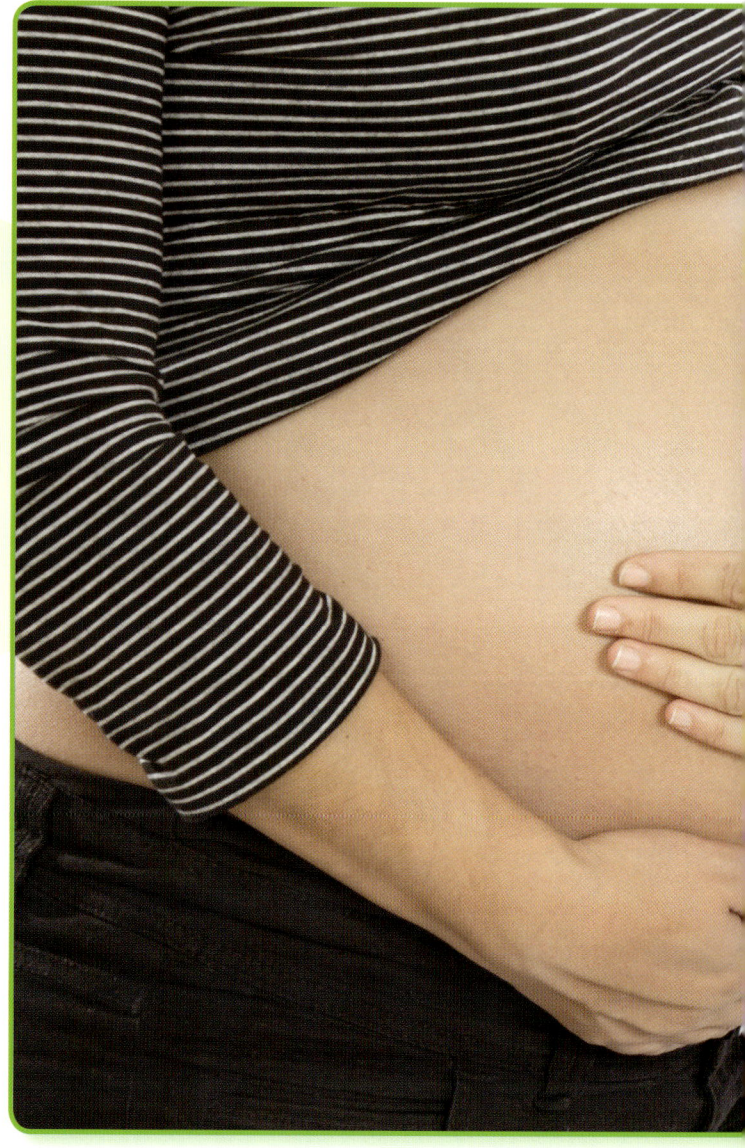

Wenn eine Frau während der Schwangerschaft Röteln bekommt, kann es sein, dass das Baby sehr krank zur Welt kommen

Bei einer Schwangerschaft wird deshalb untersucht, ob die Mutter Antikörper gegen das Rötelvirus besitzt, die sie vor der Ansteckung schützen. Ist das nicht der Fall, erhält sie eine Impfung gegen Röteln.

Krank sein

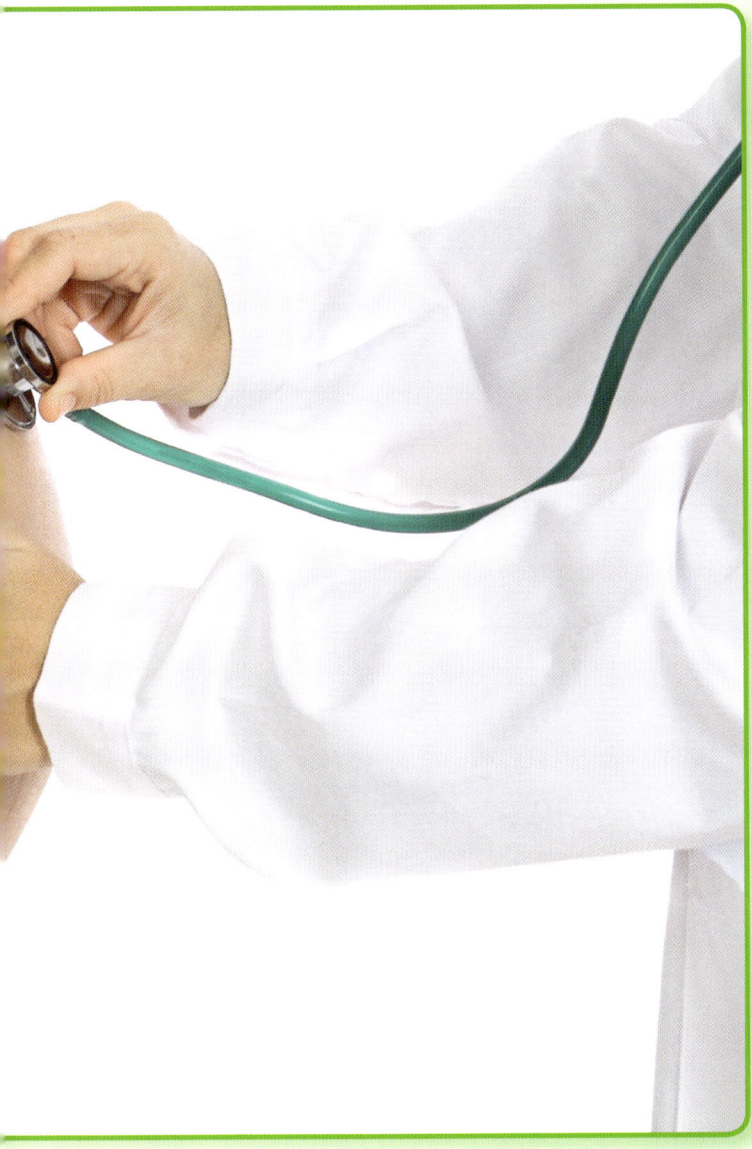

Scharlach

Scharlach ist eine ansteckende Infektionskrankheit, die durch Bakterien übertragen wird. Im Unterschied zu den anderen Kinderkrankheiten, für die Viren verantwortlich sind, können Bakterien mit Medikamenten bekämpft werden. Der Kranke bekommt ein Antibiotikum verschrieben, meistens Penicillin.

Scharlach bricht wenige Tage nach der Ansteckung aus. Fieber, Schüttelfrost, Rachenentzündung und Erbrechen stellen sich ein. In manchen Fällen kommen zusätzlich Halsschmerzen und Bauchweh dazu. Der Rachen färbt sich tiefrot und der Gaumen schwillt an. Das Schlucken wird zur Qual. Die Zunge hat zuerst weißliche Beläge, die sich später ablösen. Dann färbt sich die Oberfläche der Zunge rot wie eine Himbeere (Himbeerzunge).

Auf der Haut bildet sich ein roter juckender Ausschlag, besonders in den Achseln und in der Leistengegend. Aber auch der Rest des Körpers kann befallen werden. Der Bereich zwischen Mund und Kinn hingegen bleibt frei.

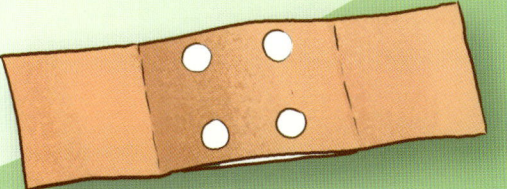

Krankheiten der Atemwege

Erkältung

Bei einer Erkältung haben wir Schnupfen, eine laufende oder verstopfte Nase und manchmal auch Halskratzen und Kopfschmerzen. Wir fühlen uns geschwächt und schlapp.

Schuld an der Erkältung sind Viren, die durch die Luft oder durch Körperkontakt übertragen werden. Wenn wir durch den Virus entkräftet sind, haben auch schädliche Bakterien leichtes Spiel. Wir sind alles in allem anfälliger für Erkrankungen. In der Regel ist die Erkältung innerhalb einer Woche auskuriert.

Manche Menschen haben mehrmals im Jahr eine Erkältung. Bei Kleinkindern sind sie völlig normal. Sie können zwischen vier und neun Erkältungen im Jahr bekommen.

Erkältungen sind zwar lästig, aber meistens völlig harmlos

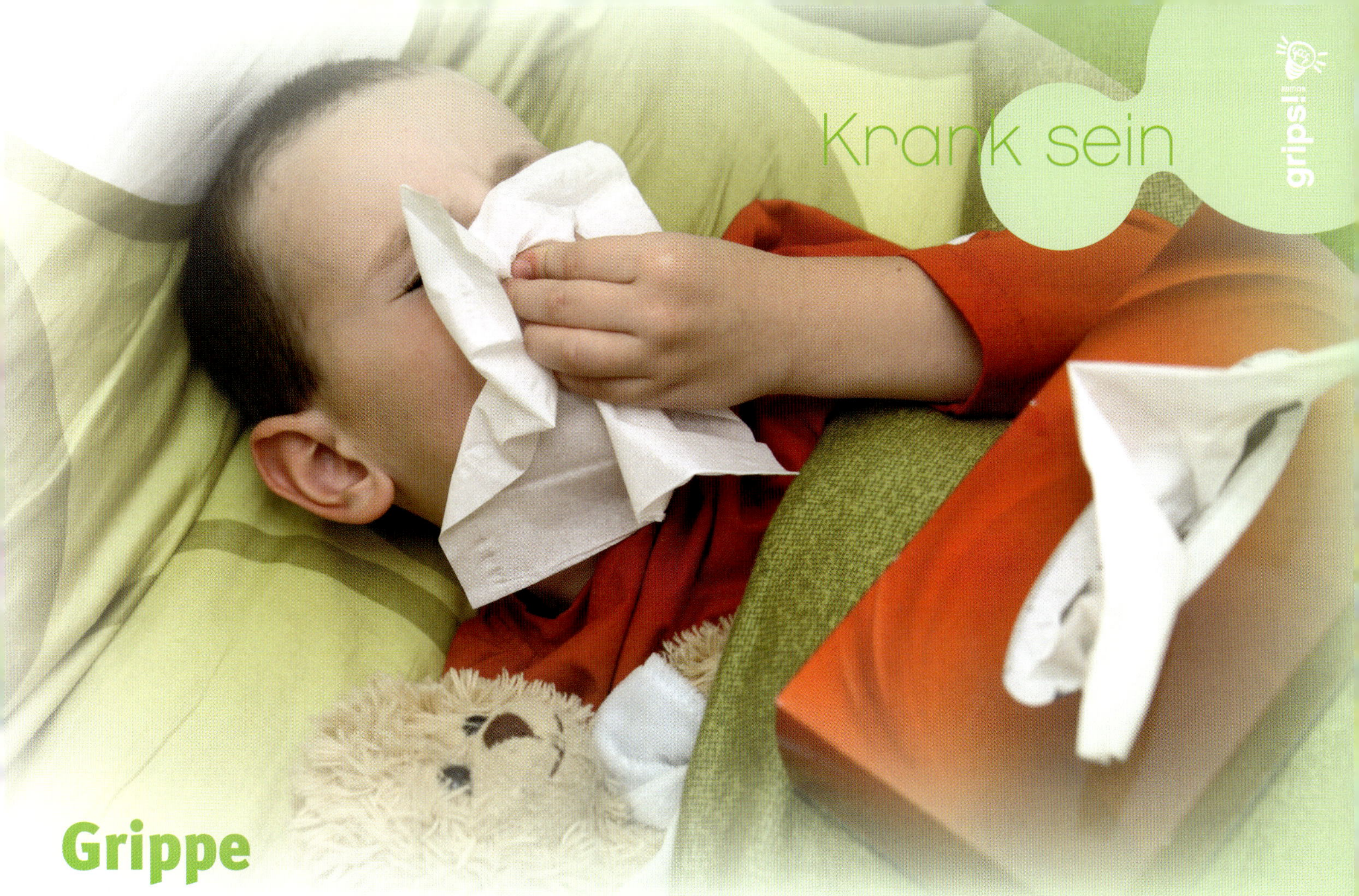

Krank sein

Grippe

Nicht zu verwechseln mit einer Erkältung ist die Grippe. Die Erkältung ist eine harmlose Erkrankung. Die Grippe hingegen muss sehr ernst genommen werden, weil sie dem Menschen durchaus gefährlich werden kann.

Das Grippevirus verbreitet sich im ganzen Körper. Wir bekommen schnell Fieber, Gliederschmerzen, Halsschmerzen und Kopfweh. Jetzt hilft nur noch ausgiebige Bettruhe. Zu mehr ist der Körper auch nicht mehr in der Lage. Das Grippevirus fordert den ganzen Einsatz des Immunsystems.

Menschen, deren Abwehrkräfte durch ihr hohes Alter oder durch eine Krankheit bereits geschwächt sind, wird eine Impfung gegen das Grippevirus empfohlen.

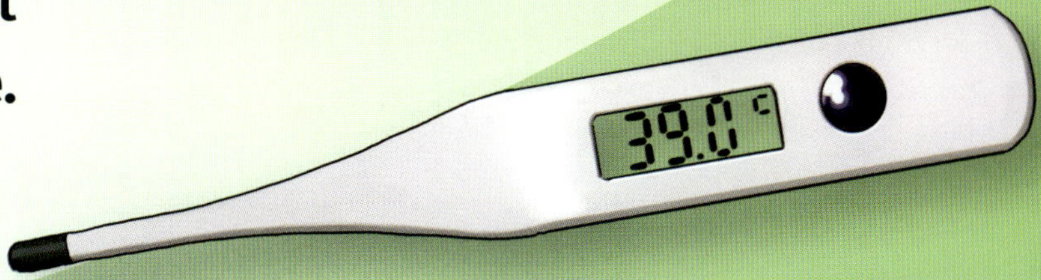

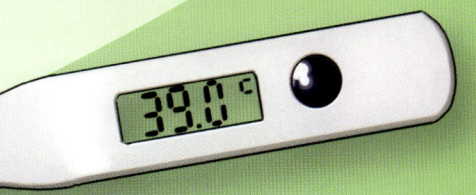

Krankheiten der Atemwege

Lungenentzündung

Unsere Lunge besteht aus vielen kleinen Bläschen. Diese Bläschen sind für den reibungslosen Luftaustausch verantwortlich. Wenn Bakterien oder Viren die Lungen befallen, werden die Lungenbläschen und das Lungengewebe angegriffen. Eine Lungenentzündung entsteht.

Fieber und ein schmerzhafter Husten sind die ersten äußeren Anzeichen einer Lungenentzündung. Hinzu kommen Atemnot, Schmerzen im Brustbereich und Schüttelfrost.

Bei Verdacht auf Lungenentzündung wird eine Röntgenaufnahme gemacht. Auf dem Röntgenbild kann die Entzündung eindeutig bestimmt werden.

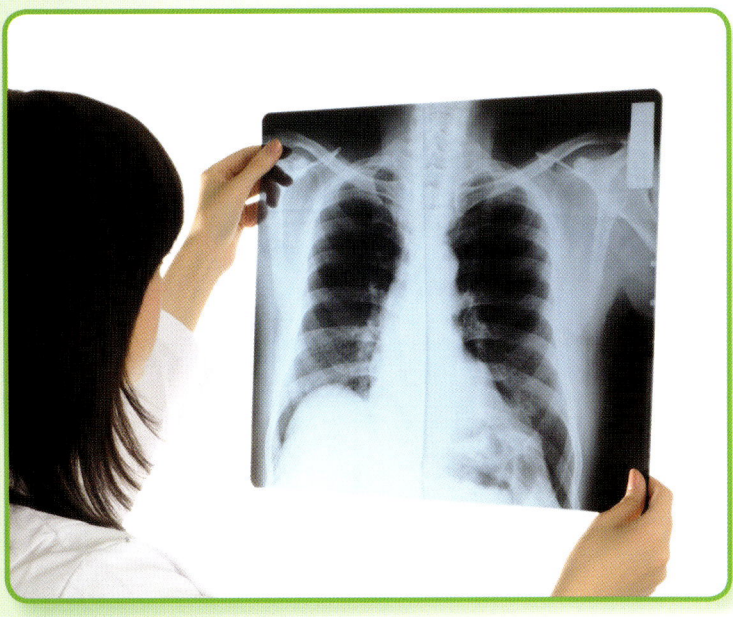

Mit Hilfe eines Röntgenbildes kann der Arzt erkennen, ob Du eine Lungenentzündung hast

Zur Bekämpfung der Lungenentzündung werden Antibiotika verabreicht. Schleim muss abgesaugt werden, um die Atemwege zu befreien. Der Kranke bekommt außerdem fiebersenkende Medikamente und kalte Wadenwickel.

Eine Lungenentzündung ist eine ernst zu nehmende Erkrankung, die gründlich und unter Beobachtung eines Arztes auskuriert werden muss.

Krank sein

Heuschnupfen

Wer unter Heuschnupfen leidet, besitzt eine besondere Empfindlichkeit gegenüber Pollen. Pollen ist ein anderes Wort für Blütenstaub. Pollen schwirren besonders im Frühjahr und Sommer in großen Mengen durch die Luft. Vom Wind davongetragen, gelangen sie in die Nase, die Augen und den Mund. Wer Heuschnupfen hat, muss in dieser Zeit des Jahres oft niesen und seine juckenden und tränenden Augen reiben.

Heuschnupfen ist eine Allergie. Der Körper reagiert bei einer Allergie besonders heftig auf bestimmte Stoffe. Im Fall des Heuschnupfens sind das meist Gräser- und Blütenpollen.

Das Abwehrsystem der Körpers meint, es hätte statt der harmlosen Pollen in Wirklichkeit gefährliche Krankheitserreger vor sich. Deshalb bildet es schnell viele Antikörper aus. Diese Antikörper bekämpfen den Eindringling. Dadurch entstehen die bekannten allergischen Beschwerden.

Bei einer Allergie reagiert das Abwehrsystem des Körpers auf eigentlich ungefährliche Stoffe, zum Beispiel auf Pollen oder Hausstaub

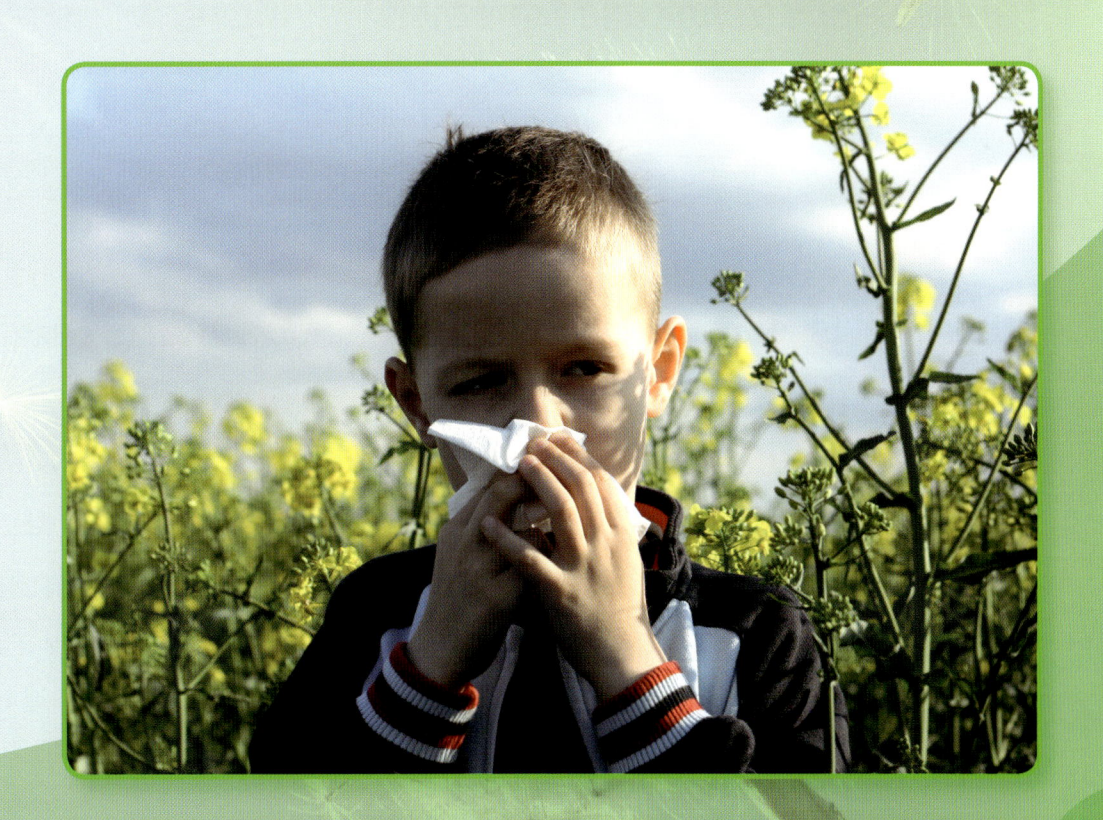

Krankheiten in Magen und Darm

Übelkeit und Erbrechen

Oftmals ist Übelkeit ein Vorbote des Erbrechens. Übelkeit und Erbrechen können vielerlei Auslöser haben. Vielleicht habt ihr Euch den Magen durch schlechte Nahrungsmittel verdorben. Aber auch Infektionen können Auslöser sein für Erbrechen, zum Beispiel bei einer Magen-Darm-Grippe.

Das Brechzentrum liegt im Gehirn und ist über Nervenbahnen mit dem Magen-Darm-Trakt verbunden. Die Ursache für Übelkeit und Erbrechen muss also nicht zwangsläufig im Magenbereich liegen, sondern kann durch das Gehirn ausgelöst werden. Deshalb kann es auch bei einem Kreislaufzusammenbruch oder einer Gehirnerschütterung zum Erbrechen kommen.

Beim Erbrechen ziehen sich die Bauchmuskulatur und die Muskulatur des Zwerchfells zusammen und befördern den Mageninhalt durch die Speiseröhre Richtung Mund.

Durchfall

Durchfall ist eine unangenehme Sache. Am besten man hält sich bei starkem Durchfall in der Nähe einer Toilette auf. Es gibt unzählige Ursachen für Durchfall. Häufig sind Bakterien oder Viren die Auslöser.

Bei Durchfall wird das Essen nicht mehr richtig verdaut und rutscht als flüssige Masse durch den Darm. Trinkt man gleichzeitig viel, wird der Nahrungsbrei zusätzlich angeschoben.

Krank sein

Die Muskulatur im Darm wird bei Durchfall stark beansprucht. Oftmals kommt es daher zusätzlich zu krampfartigen Bauchschmerzen.

Bei lang anhaltendem Durchfall verliert euer Körper wichtige Nährstoffe und Flüssigkeit. Deshalb ist es sehr wichtig, dass ihr viel trinkt. Am besten Tee oder Wasser. Salzstangen geben dem Körper die wichtigen Salze zurück, die er durch den Durchfall verloren hat.

Verstopfung

Verstopfung ist das Gegenteil von Durchfall. Die aufgenommene Nahrung staut sich im Darm und wird hart und trocken. Der Darm hat Schwierigkeiten, sich zu entleeren. Wenn ihr ein paar Tage nicht richtig abführen konntet, stellen sich schnell Bauchschmerzen ein.

Die Ursachen für Verstopfung könnt ihr in der Regel selbst bekämpfen. Wichtig sind eine gesunde Ernährung und reichlich Flüssigkeit. Obst und Gemüse machen den Kot weich. Wichtig ist außerdem ausreichend Bewegung. Dadurch wird die Darmtätigkeit angeregt.

Lasst Euch Zeit auf der Toilette. Nehmt zur Entspannung ein Buch mit. Mit etwas Ruhe klappt es auf alle Fälle besser.

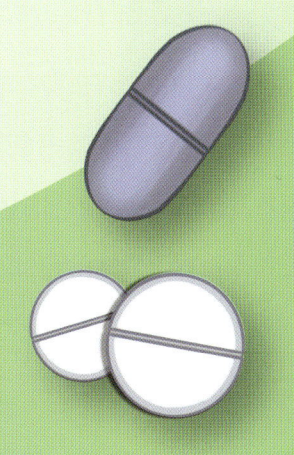

Vom Stolpern und Stürzen

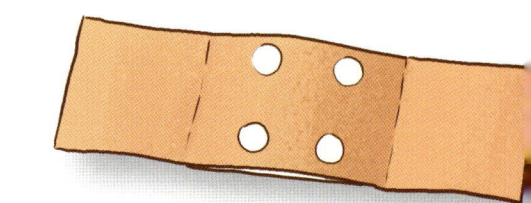

Verstauchung und Prellung

Unsere Gelenke und Glieder werden durch Sehnen und Bänder zusammengehalten. In der Bewegung dehnen sich die Bänder bis zu einem gewissen Grad. Wenn wir durch eine Bewegung ein Band zu stark dehnen, kommt es zu einer Verstauchung. Das Band kann schlimmstenfalls reißen (Bänderriss).

Bei einer Verstauchung haben Kühlung, Ruhigstellen und Hochlagern des verletzten Körperteils eine schmerzlindernde und heilende Wirkung. Der verletzte Körperteil muss eine Weile vor Überlastung geschont werden, damit er richtig heilen kann.

Prellungen entstehen in Folge von Stößen und Schlägen. Durch die verletzten und geplatzten Blutgefäße unter der Haut entstehen blaue Flecke, die nach ein paar Tagen wieder verschwinden. Starke Prellungen können bei Berührung Schmerzen verursachen und leicht anschwellen.

Knochenbruch

Knochen bilden das Gerüst unseres Körpers. Sie sind eigentlich sehr stabil. Trotzdem kann es durch einen Unfall zu einem Knochenbruch kommen. Manchmal sind gleichzeitig mehrere Knochen betroffen. Eine andere Bezeichnung für Bruch ist Fraktur.

Wenn ein Knochen bricht, werden ganz bestimmte Zellen aktiv, die für die Heilung zuständig sind. Diese

Krank sein

Zellen bilden an der Bruchstelle neue Knochenmasse. Ein neuer Knochen entsteht als Bindeglied zwischen den gebrochenen Teilen.

Damit der gebrochene Knochen wieder richtig zusammenwächst, müssen die beiden Bruchteile genau aufeinanderpassen. Eine Beinschiene oder ein Gips schaffen die nötige Stabilität. Jetzt heißt es Geduld bewahren, bis die fleißigen Zellen ihr Handwerk erledigt haben.

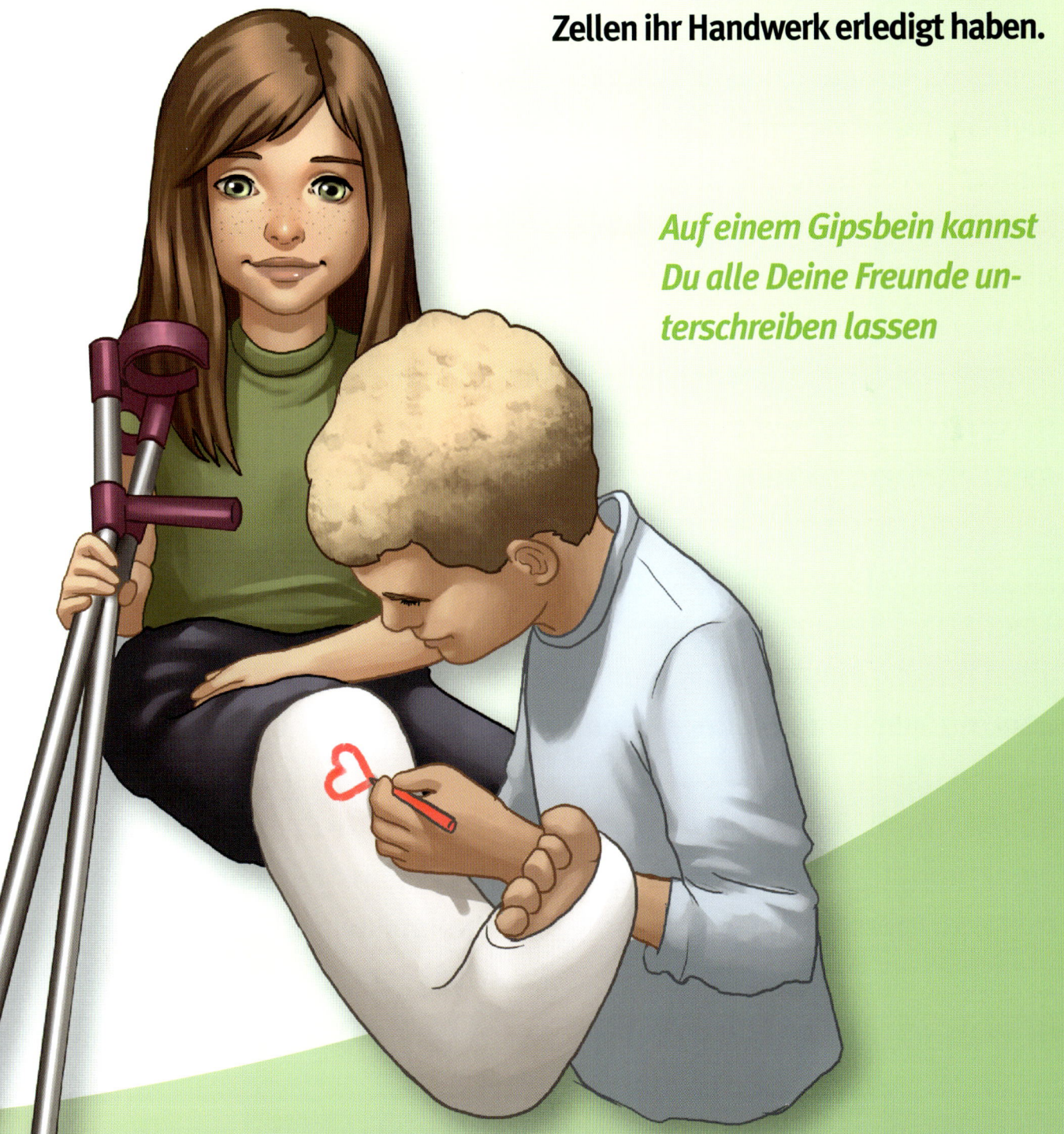

Auf einem Gipsbein kannst Du alle Deine Freunde unterschreiben lassen

Wenn Kummer krank macht

Traurigkeit

Niemand ist jeden Tag fröhlich und unbeschwert. Ganz im Gegenteil. Es ist ganz normal, dass wir uns manchmal traurig fühlen und viel Zuwendung brauchen. Wir fühlen uns dann schwach und schutzlos und machen uns trübsinnige Gedanken. Dieses Gefühl heißt Melancholie. Vielleicht sind wir in diesen Stunden und Tagen nah am Wasser gebaut und müssen schnell weinen. Sollen die anderen ruhig wissen, dass wir uns im Moment nicht gut fühlen.

Es gibt noch eine andere Form von Traurigkeit, die uns die Freude an allen Dingen nimmt. Wir wollen dann nur noch im Bett liegen und können uns an nichts mehr erfreuen. Wenn dieser Zustand nicht mehr aufhört, spricht man von Depressionen.

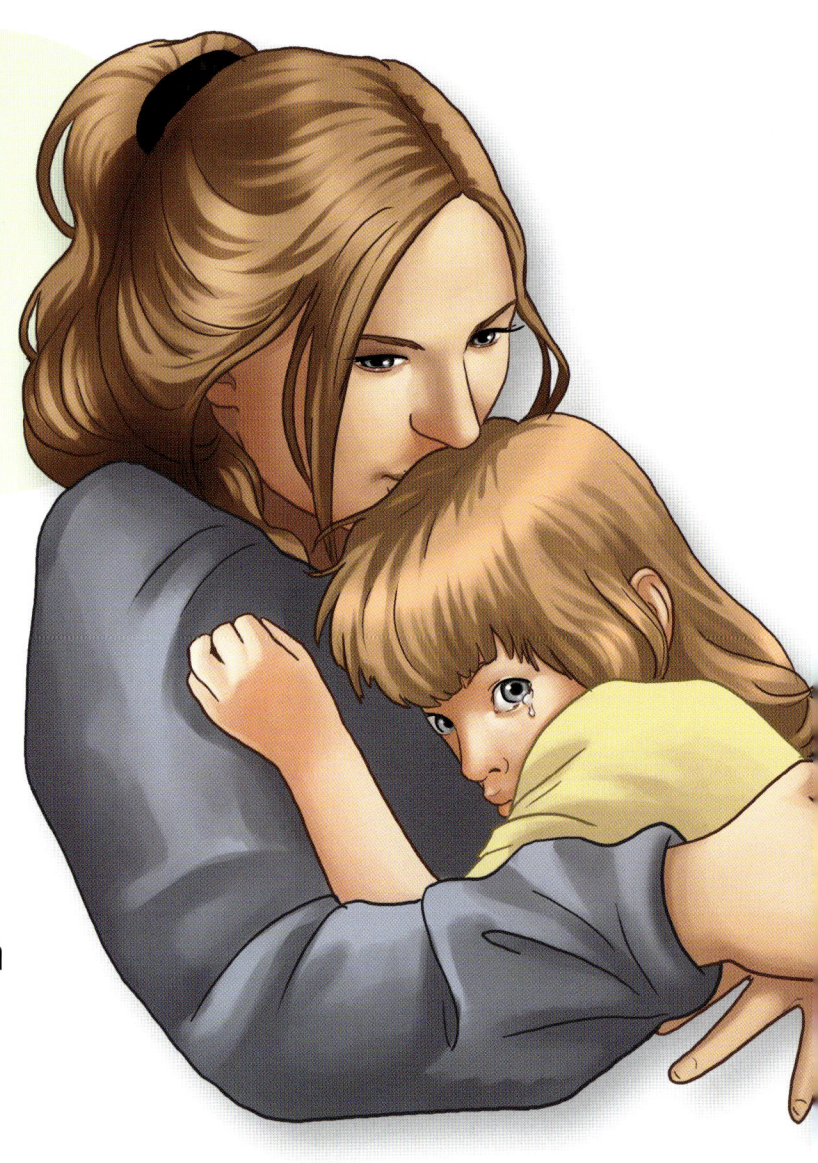

Wenn wir traurig sind, hilft es manchmal schon, wenn uns jemand in den Arm nimmt

Depressionen sind eine ernst zu nehmende Erkrankung. Den betroffenen Menschen kann ein Arzt helfen, der sich gut mit der Seele auskennt. Diese Ärzte heißen Psychiater.

Krank sein

Angst

Angst hat viele Gesichter. Ihr könnt Angst haben vor Spinnen, vor der nächsten Mathearbeit oder vor dem brutalen Nachbarjungen. Ihr könnt auch Angst haben, Euch zu blamieren oder vor Gespenstern, die ihr hinter der Zimmertür vermutet.

Wenn ihr Angst habt, dann hört ihr euer Herz klopfen und ihr haltet den Atem an. Vielleicht fangt ihr vor Angst an zu schwitzen und die Zähne klappern. Angst ist ein wirklich unangenehmes Gefühl. Wir fühlen uns bedroht und in Gefahr.

Jeder kennt Angst. Auch die Erwachsenen. Angst begegnet uns immer wieder im Leben. Angst gehört zu unserem Leben dazu. Sie warnt uns und ermahnt uns zur Vorsicht. Oft sind wir gut beraten, auf unsere Angst zu hören.

Es gibt auch andere Ängste, die machen uns das Leben unnötig schwer. Wenn ihr beispielsweise in der Nacht nicht auf die Toilette gehen möchtet, obwohl ihr wirklich ganz dringend müsst, weil es im Flur so dunkel ist. In diesen Fällen ist es gut, wenn man allen Mut zusammennimmt, um seine Angst zu überwinden. Ihr werdet feststellen, dass es sich nur um den gleichen harmlosen Flur handelt, den ihr vom Tag kennt.

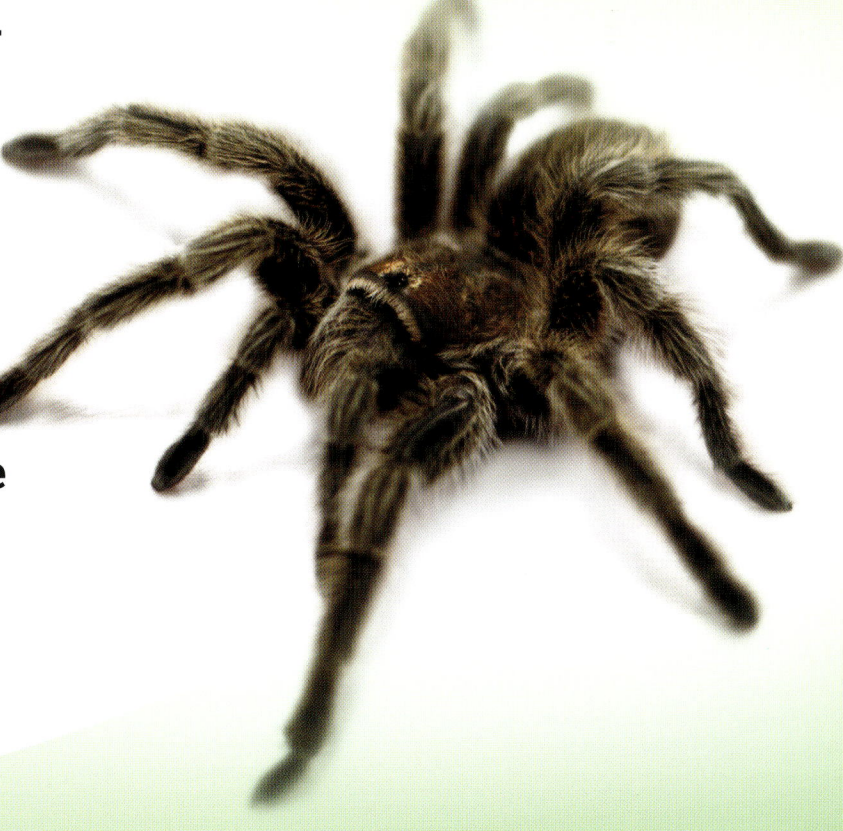

Zahnkrankheiten

Karies

Die häufigste Erkrankung der Zähne heißt Karies. Ein anderer Ausdruck für Zahnkaries ist Zahnfäulnis.

Karies entsteht durch mangelhafte Pflege. Um Karies vorzubeugen, ist es also außerordentlich wichtig, sich mindestens zweimal am Tag die Zähne zu putzen.

Auch die Ernährung spielt eine wichtige Rolle. Süßigkeiten locken durch ihren hohen Zuckergehalt die Bakterien an. Die stürzen sich

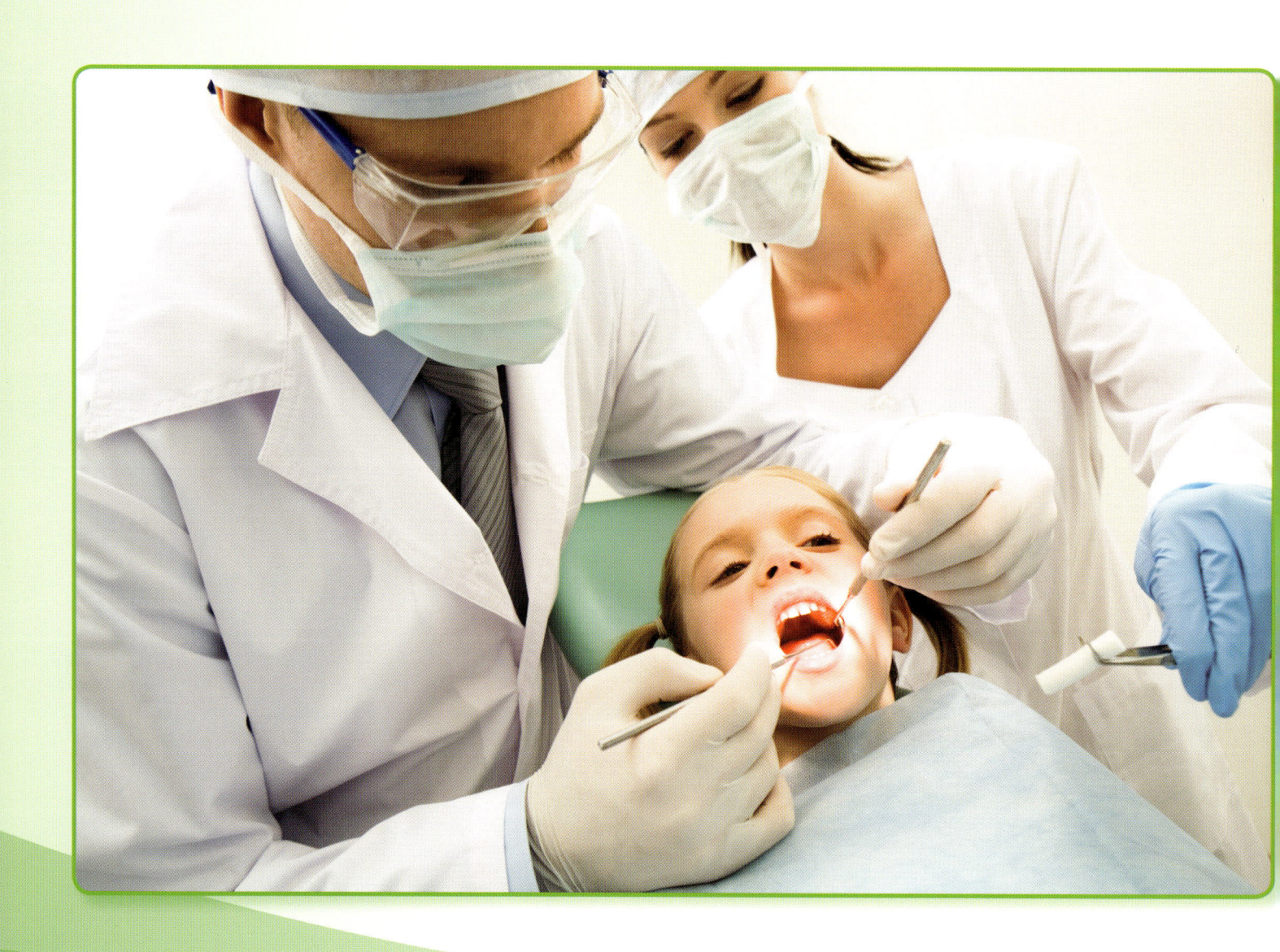

Krank sein

auf den Leckerbissen und verwandeln ihn in Säure. Die Säure wiederum greift den Zahnschmelz an.

Die Säure frisst sich in den Zahn. Ein Loch entsteht. Nun wird es höchste Zeit, zum Zahnarzt zu gehen. Der Zahnarzt entfernt die faule Stelle im Zahn und füllt das Loch mit einer harten Masse auf. Wenn ihr nicht rechtzeitig zum Zahnarzt geht, kann es sein, dass sich die Säure bis zum Zahnnerv durchfrisst und Schmerzen entstehen.

Tut der Zahn erst mal weh, hilft nur noch der Zahnarzt. Deshalb ist Zähneputzen so wichtig!

Krebs

Was ist Krebs?

Unser Körper besteht aus Millionen von Zellen. Alle Zellen gehorchen einer Ordnung und übernehmen bestimmte, für sie zugedachte Aufgaben.

Wenn einige Zellen plötzlich nicht mehr das tun, wofür sie gedacht sind und sich darüber hinaus sehr schnell vermehren, dann spricht man von Krebs.

Der kranke Zellhaufen im Körper heißt Tumor. Die kranken Zellen wuchern und verdrängen die gesunden Zellen. Das kann soweit führen, dass ein von Krebs befallenes Organ seine Funktion nicht mehr ausüben kann.

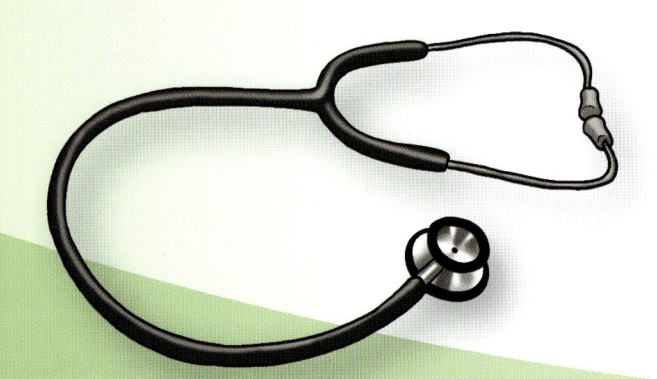

Wenn bei der Zellvermehrung etwas schief geht, entstehen Krebszellen – diese vermehren sich schnell weiter und bilden immer mehr neue kranke Zellen

Krebszellen sind ausgesprochen unempfindlich. Es bedarf daher starker Medikamente, um ihr Wachstum und ihre Verbreitung zu stoppen.

Diese Medikamente bekämpfen nicht nur die schädlichen Krebszellen, sondern auch gesunde Zellen. Sie zerstören zum Beispiel die Haarzellen. Deshalb verlieren die Menschen bei der Behandlung die Haare. Leider kann der Krebs noch nicht ohne Nebenwirkungen behandelt werden.

Krank sein

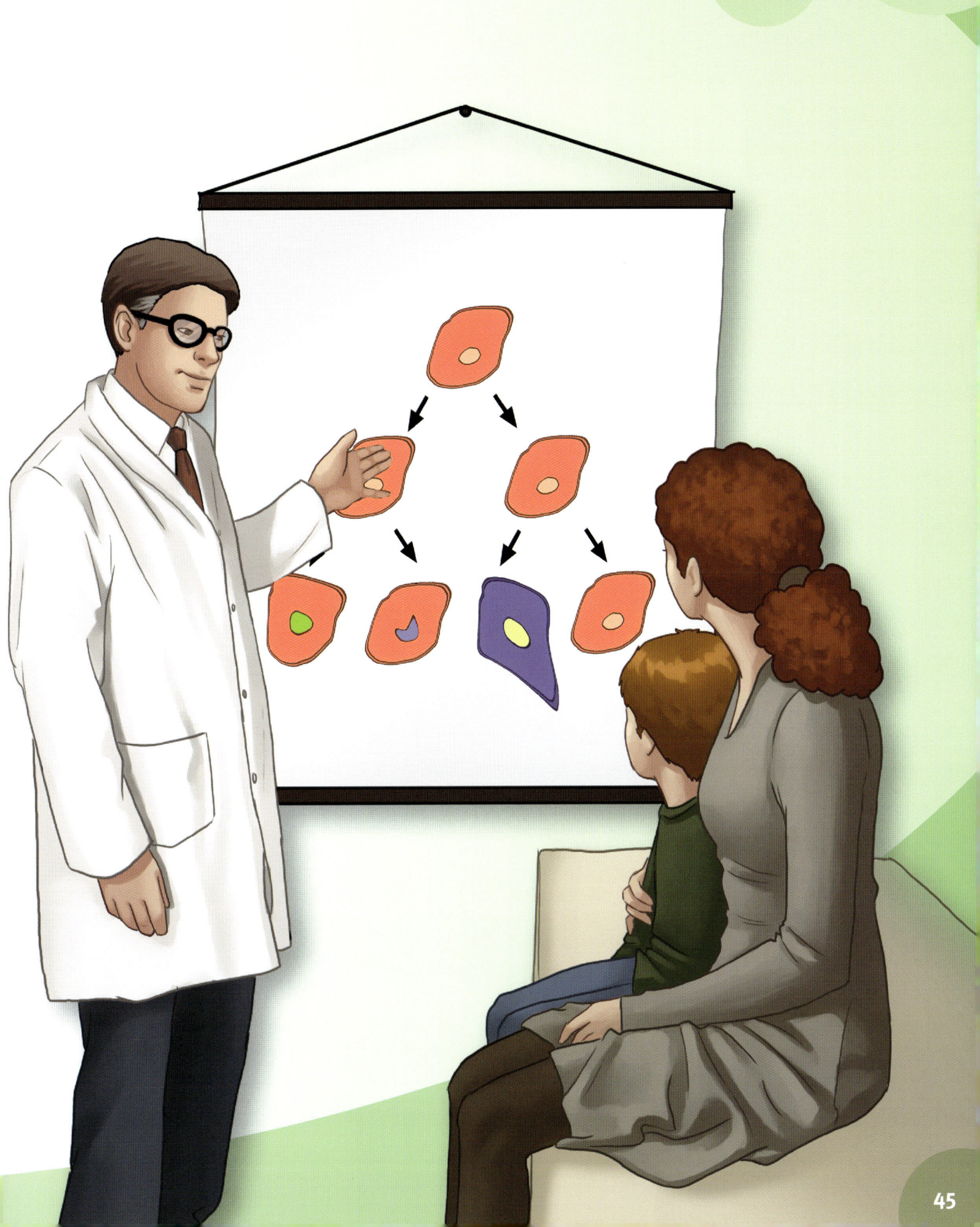

45

Quiz

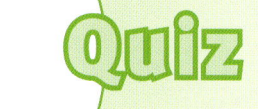

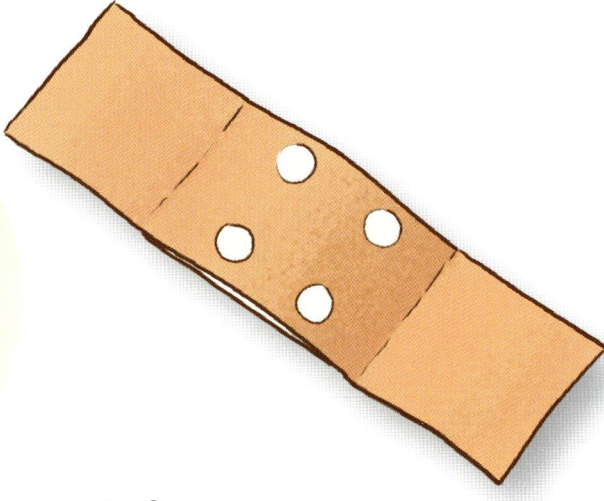

1. Wie hoch ist die normale Körpertemperatur?

2. Was machen Botenstoffe?

3. Es gibt insgesamt fünf Anzeichen für eine Entzündung. Welche fallen Euch ein?

4. Was heißt Tröpfcheninfektion?

5. Wo befinden sich im menschlichen Körper die meisten Bakterien?

6. Warum werden wir gegen manche Krankheiten geimpft?

7. Welche typischen Kinderkrankheiten gibt es?

8. Wogegen ist man bei Heuschnupfen allergisch?

9. Wie heißt die häufigste Zahnerkrankung?

10. Warum begünstigen Süßigkeiten die Bildung von Zahnkaries?

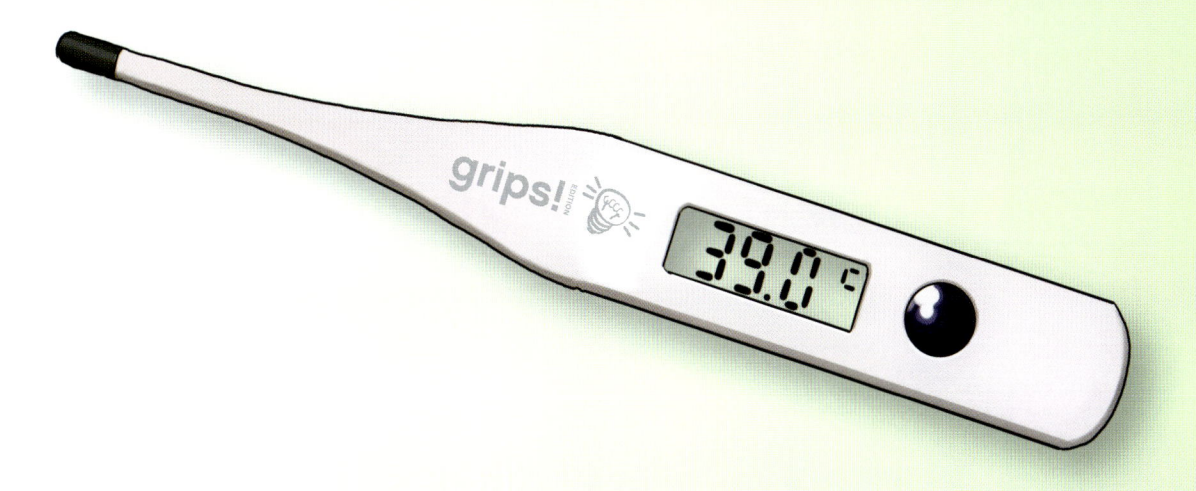

Krank sein

Bibliografische Informationen der Deutschen Nationalbibliothek
Die Deutsche Nationalbibliothek verzeichnet diese Publikation in der Deutschen Nationalbibliografie;
detaillierte bibliografische Daten sind im Internet über http://dnb.ddb.de abrufbar.

Edition Grips: Krank sein
ISBN: 978-3-941497-04-7

Konzeption und Gestaltung: Contmedia Verlag GmbH, Burg, Germany.
© 2010 Contmedia Verlag GmbH, Oberstraße 60, 39288 Burg, Germany.
Alle Rechte vorbehalten.
www.contmedia-verlag.de

Das Werk einschließlich aller seiner Teile ist urheberrechtlich geschützt.
Jede Verwertung außerhalb der engen Grenzen des Urheberrechtsgesetzes
ist ohne Zustimmung des Verlages unzulässig und strafbar.
Das gilt insbesondere für Vervielfältigungen, Übersetzungen, Mikroverfilmungen
und die Einspeicherung und Verarbeitung in elektronischen Systemen.

Mit Illustrationen von Daniela Uhlig

Bildnachweis:
fotolia.de: Dimitrije Paunovic, Mikhail Tolstoy, Jaimie Duplass, Thomas Perkins, Stacy Barnett,
bilderbox, PeJo, soupstock, Jose Manuel Gelpi, Joanna Zielinska, Elnur, Monika Adamczyk,
Alexander Maier, Brigitte Bohnhorst-Simon, Thomas Bedenk, Swifter, pressmaster.
Bilder soweit nicht anders benannt: Archiv der Contmedia GmbH

Gesamtherstellung: Contmedia GmbH, Meppen, Germany

Printed in Europe

Der Umwelt zuliebe:
Das verwendete Papier ist aus chlorfrei gebleichten Rohstoffen hergestellt, holz- und säurefrei.

Quiz-Auflösung

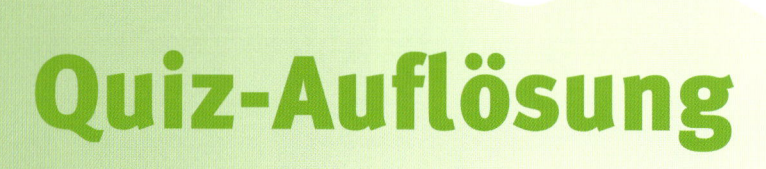

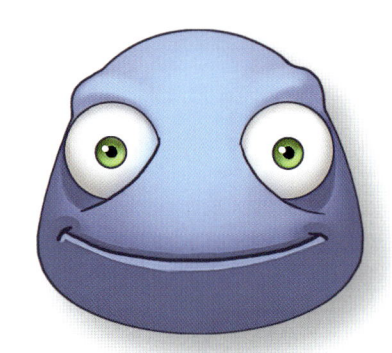

1. Sie schwankt zwischen 36° und 37,5° Celsius.

2. Sie übermitteln Informationen an das Gehirn.

3. Rötung, Wärme, Schwellung, Schmerz und Beeinträchtigung des Körperteils.

4. Tröpfcheninfektion bedeutet, dass Krankheitserreger über die Luft übertragen werden.

5. Im Darm.

6. Damit der Körper als Schutz Antikörper gegen die Angreifer bildet.

7. Typische Kinderkrankheiten sind Mumps, Kinderlähmung, Masern, Windpocken, Röteln und Scharlach.

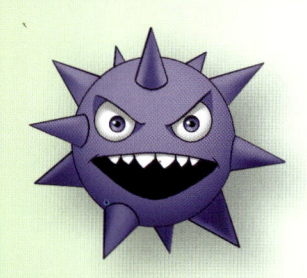

8. Gegen Gräser- und Blütenpollen.

9. Sie heißt Karies.

10. Die Bakterien im Mund verwandeln den Zucker in Säure. Die Säure wiederum frisst sich durch den Zahnschmelz. Ein Loch entsteht.